Haug

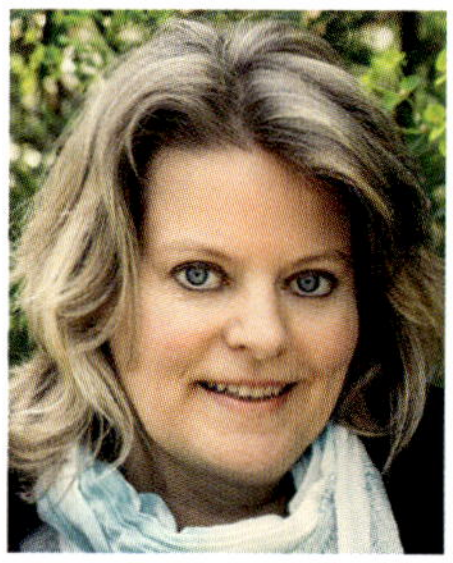

Beate Schnorrenberger (Jg. 1964), Heilpraktikerin und Lebensmittelchemikerin (TU Berlin). Ausbildung in Chinesischer Medizin in den 1990er Jahren am Deutschen Forschungsinstitut für Chinesische Medizin in Freiburg i. Breisgau. 1996 erste Reise nach Taichung/Taiwan zur China Medical University und nach Hongkong. Bachelor-of-Chinese-Medicine-Ausbildung am LIFU College in Basel (Schweiz). Seit 2001 Praxis für Chinesische Medizin (Akupunktur, Chinesische Heilmittel, Diätetik) und Klassische Homöopathie in Berlin. Autorin von Fachartikeln und Fachbüchern.

Zungendiagnostik in der TCM

Mit Mind-Maps® vom Syndrom zur Therapie

Beate Schnorrenberger

85 Abbildungen

Karl F. Haug Verlag · Stuttgart

Bibliografische Information der Deutschen Nationalbibliothek
Die Deutsche Nationalbibliothek verzeichnet diese Publikation in der Deutschen Nationalbibliografie; detaillierte bibliografische Daten sind im Internet über http://dnb.d-nb.de abrufbar.

Anschrift
Beate Schnorrenberger
Gardeschützenweg 88
12203 Berlin
Deutschland

Ihre Meinung ist uns wichtig! Bitte schreiben Sie uns unter:
www.thieme.de/service/feedback.html

in MVS Medizinverlage Stuttgart GmbH & Co. KG
Oswald-Hesse-Str. 50
70469 Stuttgart
Deutschland

www.haug-verlag.de

Printed in Italy

Satz: Druckhaus Götz GmbH, Ludwigsburg
Druck: LEGO S.p.A, Vicenza
Umschlaggestaltung: Thieme Verlagsgruppe
Umschlagfoto: Beate Schnorrenberger, Berlin; Thieme Verlagsgruppe

ISBN 978-3-8304-7702-0 1 2 3 4 5 6

Auch erhältlich als E-Book:
eISBN (PDF) 978-3-8304-7703-7
eISBN (epub) 978-3-8304-7704-4

Widmung

Für Eberhard, der mich bei der Entstehung dieses Buches
sowohl in Fragen der Computertechnik als auch als mein Lebensgefährte
mit großer Liebe und Geduld unterstützt hat.

Für meinen Vater, Dr. med. Claus C. Schnorrenberger,
Pionier der Chinesischen Medizin, von dem und durch den ich viel gelernt habe.

Vorwort

Sowohl für Studierende der Traditionellen Chinesischen Medizin als auch für praktizierende Ärzte und Heilpraktiker soll das vorliegende Werk eine Visualisierung der Zungenbilder der Speicherorgan-Syndrome der Chinesischen Medizin liefern. Bei den vorliegenden Syndromen der Speicherorgane habe ich mich in der Darstellung an dem „Lehrbuch der chinesischen Medizin für westliche Ärzte" von Claus C. Schnorrenberger [12] orientiert. Zum ersten Mal wird zu jedem Syndrom und der dazugehörigen Zungenbeschreibung ein möglichst exemplarischer Zungenstatus als Foto zugeordnet, um den typischen Charakter des jeweiligen Syndroms anhand einer Abbildung hervorzuheben. Neben der inhaltlichen Beschreibung der Syndrom-Pathologie werden therapeutische Vorschläge hinsichtlich der Akupunktur, der Chinesischen Heilmittel sowie der Chinesischen Diätetik unterbreitet.

Die Syndrome der 5 Speicherorgane (Herz, Milz, Lunge, Niere und Leber) bilden somit ein praktikables Gerüst, mit dem man sich hervorragend einen Überblick über die wichtigsten Zungenbilder und -eigenschaften in der Pathologie der Chinesischen Medizin verschaffen kann.

Wie die meisten Leser sicherlich wissen, wird bei der Organbetrachtung zwischen den sog. Speicher- und Hohlorganen unterschieden. Dies geschieht per definitionem vor allem hinsichtlich ihrer Funktion. Man nennt sie Speicherorgane, weil sie das Qi (u.a. Lebensenergie), das Xue (Blut), das Jing (Essenz) und das Shen (Geist) speichern. Ihnen kommt daher bei der Beschreibung pathologischer Prozesse eine besondere Bedeutung zu. Die Hohlorgane haben demgegenüber hauptsächlich die Funktion des Transportierens und Weiterleitens von Nahrungs- und Abfallstoffen und sind bei der Syndrom-Beschreibung von Pathologien eher zweitrangig.

Die Mind-Maps zu den jeweiligen Zungenfotos eines Syndroms stellen eine Übersicht dar, die es dem Leser ermöglichen soll, sich leicht einen (wenn auch schematischen) Überblick zu verschaffen, welche Syndrome in der Regel mit einer bestimmten Zungenfarbe, einem charakteristischen Zungenbelag oder sonstigen Zungeneigenschaften in Verbindung stehen. Dabei bekommt man schnell ein therapeutisches Gespür dafür, welche Eigenschaften für welches Syndrom besonders typisch sind. Gerade ein Anfänger der Zungendiagnostik der Chinesischen Medizin kann sich an den Mind-Maps hervorragend orientieren.

Die Arzneimittel-Rezepturen orientieren sich an dem Lehrmaterial des LIFU College in Basel. Die Nummerierungen bei den Kräuter- bzw. Arzneimittelnamen beziehen sich auf die Übersicht der Arzneimittel und ihre Wirkung im hinteren Teil des Buches. So kann die Gruppenzugehörigkeit leicht erfasst werden. Auf eine Quantifizierung der Arzneimittel-Rezepturen wurde wissentlich verzichtet: Es ist immer die individuelle Beschaffenheit der Zunge und des Puls-Status zu berücksichtigen und nach dieser ist dann die Gewichtung der einzelnen Rezepturbestandteile zu verteilen.

Die Kochrezepte zu jedem Syndrom wurden nach der Systematik und den Lebensmitteleigenschaften der Chinesischen Diätetik entwickelt. Fünf Beispiele aus meiner Berliner Praxis sollen konkrete Fälle veranschaulichen und die therapeutische Herangehensweise darstellen. Hier wird deutlich, dass es sich in der täglichen Praxis meistens um eine Kombination mehrerer Syndrome handelt, die es zu gewichten gilt.

Berlin, im Juli 2014 **Beate Schnorrenberger**

Inhaltsverzeichnis

1 Einleitung

1.1 Die Zunge als Spiegel von Gesundheit und Krankheit

Bei der Zungendiagnostik lassen sich die acht Leitprinzipien der Chinesischen Medizin ablesen:

- Yin – Yang
- Kälte – Wärme
- Leere – Fülle
- Inneres – Oberfläche

Auch die sog. äußeren pathogenen Einflüsse (Wind, Kälte, Nässe, Hitze, Trockenheit und Feuer) zeigen sich an der Zunge, d. h. an deren Größe, Bewegung, Farbe und Belag. Der Zustand des Qi, des Blutes, der Essenz sowie des Shen sind als Grundphänomene ebenfalls erkennbar.

Das Aussehen der Zunge kann sich bei einer oberflächlichen Erkrankung, z. B. bei einem grippalen Infekt oder einer Lebensmittelvergiftung, mit der geeigneten Therapie schnell wieder zum Positiven – gemäß der **Homöodynamik** – hin verändern. Dies ist ein sicheres Zeichen, dass sich die Zunge und damit der gesamte menschliche Organismus in einem ständigen Austausch mit der Umwelt befinden. Somit versucht der Organismus kontinuierlich, ein Gleichgewicht mit der Umwelt herzustellen, d. h. der ihn umgebenden Natur mit all ihren günstigen und störenden Einflüssen. Dies lässt sich auf eindrucksvolle Art und Weise an der menschlichen Zunge ablesen.

Merke

Homöodynamik ist die Aufrechterhaltung eines relativ konstanten inneren Milieus oder Gleichgewichtszustands eines offenen dynamischen Systems mit Hilfe von Regelkreisen. Sie ist damit ein Spezialfall der Selbstregulation von Systemen.

Je tiefer eine Erkrankung in den Organismus eingedrungen ist, desto stärker weist die Zunge ein dauerhaft pathologisches, d. h. ein eher konstitutionelles, Bild auf. Dementsprechend langsamer verändert die Zunge ihr pathologisches Bild hin zum gesunden, physiologischen Aussehen mit Hilfe der angewandten Therapie (Akupunktur, Kräuter-Therapie und Diätetik).

Das Zungenbild spielt in der Homöopathie ebenfalls eine gewisse, jedoch untergeordnete, Rolle. So gibt es für gewisse klassische homöopathische Arzneimittel (Polychreste) in der Materia Medica oftmals ein typisches Zungenbild [14].

In der orthodoxen westlichen Schulmedizin spielt die Zungendiagnostik so gut wie keine Rolle mehr. Lediglich die Lackzunge, die zu den Leberhautzeichen bei Leberzirrhose zählt, oder die Himbeerzunge bei Scharlach finden dort noch Erwähnung.

1.2 Veränderungen auf der Zunge

In der Zungendiagnostik wird zwischen dem Aussehen und der Farbe des **Zungenkörpers** und des **Zungenbelags** unterschieden. Der Zungenkörper wird in seiner Form und Beschaffenheit betrachtet. Des Weiteren spielen Konsistenz und Größe sowie Ausrichtung und Eigenbewegung der Zunge eine wichtige Rolle.

Hat man den Zungenkörper erfasst, wird der Zungenbelag genauer betrachtet. Auch hier werden die Farbe des Belags sowie der Charakter (z. B. trocken oder feucht), die Konsistenz (z. B. dick oder dünn) sowie die topografische Lokalisierung des Zungenbelags berücksichtigt. Anhand der Dicke und Intensität des Zungebelags kann man sehen, wie tief eine Erkrankung in den Körper eingedrungen ist und ob sie sich eher an der Oberfläche, in der Mitte oder im Körperinneren befindet.

Alle für die Chinesische Medizin diagnostisch relevanten Veränderungen der Zunge beruhen auf den kombinierten Einflüssen [9]:

- Zungenschleimhaut und ihrer Papillen
- Zungenmuskeln und -nerven
- Zungenarterien und -venen
- Zungen-Lymphgefäße sowie der Speicheldrüsen der Zunge

Die Zungendiagnostik – wie das gesamte therapeutische System der Chinesischen Medizin – kann hervorragend zur Krankheitsprävention genutzt werden, um bestimmte Zeichen diagnostisch als Warnsignale frühzeitig zu erkennen.

2 Zungendiagnostik

2.1 Bedeutung in der Chinesischen Medizin

Zu den vier klassischen Untersuchungsmethoden am Patienten gehören:

1. Betrachten (z. B. der Zunge)
2. Hören und Riechen
3. Befragen
4. Palpieren bzw. Tasten (z. B. des Pulses)

Das Betrachten der Zunge in der Zungendiagnostik ▸ **Abb. 2.1**, ▸ **Tab. 2.1** ist neben dem Tasten des Pulses (Pulsdiagnostik) das wichtigste diagnostische Instrument in der Chinesischen Medizin.

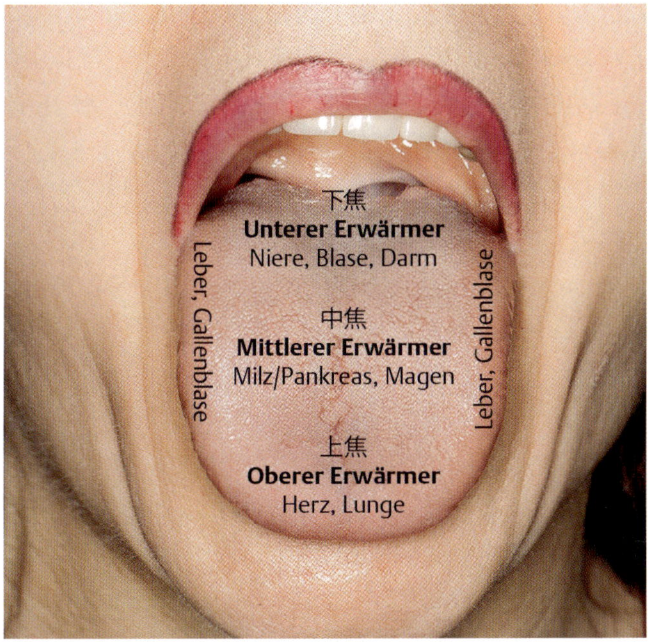

▸ **Abb. 2.1** Beziehung der Zunge zu den inneren Organen.

▸ **Tab. 2.1** Die anatomische Zungenstruktur und ihre Organzuordnungen.

Zungenstruktur	Organzuordnung
Zungenspitze	Herz Lunge
Zungenkörper	Milz Pankreas Magen
Zungenwurzel	Niere Blase Dickdarm Dünndarm
Zungenränder	Leber Gallenblase

2.2 Schritte der Diagnostik

2.2.1 Voraussetzungen für Zungendiagnostik

Ein möglichst korrektes Zungenbild erhält man morgens nach dem Aufstehen ohne Aufnahme von Getränken und Lebensmitteln, es sollte jedoch zumindest eine Stunde zuvor nichts gegessen und getrunken werden. Der Zungenbelag sollte vor einer Zungendiagnostik möglichst nicht mit der Zahnbürste weggeputzt werden, damit sich ein möglichst unverfälschtes Zungenbild ohne Fremdeinwirkung entwickeln kann.

2.2.2 Jahreszeit und Klima

Die physiologische Zunge verändert ihr Aussehen nicht nur aufgrund pathologischer Einflüsse, sondern reagiert ebenfalls auf Jahreszeit und Klima. Daher sollte immer auch die Jahreszeit bei der Auswertung eines Zungenbildes Beachtung finden. Im Sommer findet man vielfach einen dünnen, leicht gelblichen Zungenbelag. Die Zunge kann überdies eine Rötung und Trockenheit aufweisen, als Zeichen der jahreszeitlichen Hitze. Im Winter dagegen ist die Zunge eher hell und der Belag weißlich, was einem Kältezustand entspricht [13].

2.2.3 Lebensmittel

Auch mögliche Lebensmittel- oder Genussmittelfärbungen, wie Rote Beete (Betanin; ▸ **Abb. 2.2**), Holunderbeersaft, Kaffee, Tee, Milchprodukte, Lebensmittelfarbstoffe, Zigarillos oder Zigaretten, müssen ausgeschlossen werden.

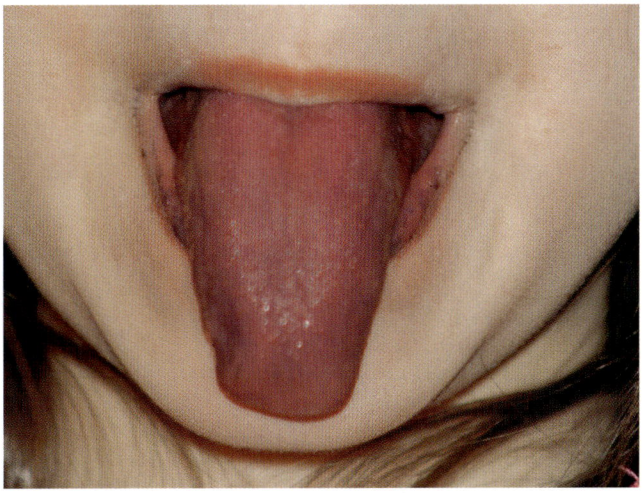

▸ **Abb. 2.2** Rote-Beete-Zunge bei einem 9-jährigen Mädchen.

2.2.4 Zungenparameter, die berücksichtigt werden

Folgende Parameter finden bei der Zungendiagnostik in der Chinesischen Medizin Beachtung:

1. Zungenkörper und dessen Farbe
2. Zungenform
3. Farbe des Zungenbelags
4. Zungengröße und die Ausrichtung der Zunge bzw. deren Bewegung

2.2.5 Durchführung der Zungendiagnostik

Man sollte für möglichst natürliche Lichtverhältnisse im Raum sorgen, am besten betrachtet man die Zunge bei Tageslicht, wobei die Zunge zum natürlichen Tageslicht (Fenster) hin ausgestreckt wird. Die Zunge wird dann in folgender Reihenfolge betrachtet und ggf. fotografiert:

1. Oberseite
2. Unterseite
3. jeweils an den Zungenrändern

Um das bestehende Syndrom zu erhalten, muss der Therapeut folgende Kriterien mit in seine Analyse einfließen lassen:

1. Symptome anhören und genau erfragen: Anhand der Symptomlage, die der Patient schildert, lässt sich möglicherweise schon ein Leitsymptom analysieren (z. B. Knieschmerzen = Nierenproblematik; Kap. 4.1).
2. Zungendiagnostik durchführen
3. Pulsdiagnostik durchführen (► Abb. 2.3)
4. Hören und Riechen: Die Lautstärke der Stimme eines Menschen gibt Aufschluss darüber, ob er eher ein Yin-Typ (leise Stimme) oder Yang-geprägter Mensch (laute Stimme) ist. Der Geruch gibt oftmals Aufschluss über bestimmte pathologische Prozesse im Körper.

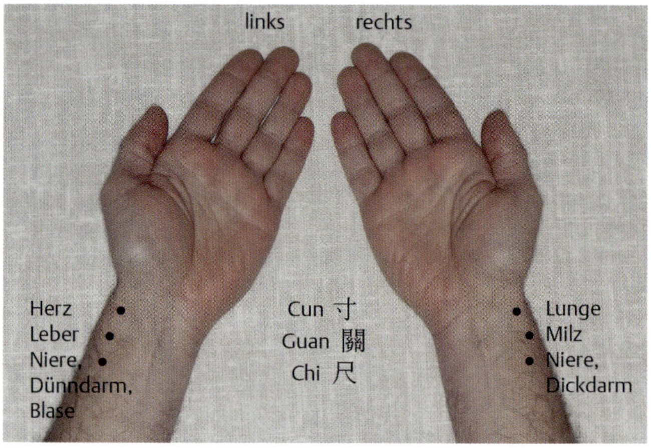

► **Abb. 2.3** Die drei Pulstaststellen rechts und links: Lage, Organ-Zuordnung und Bezeichnung [4]. Cun 寸 (Zoll) getastet mit dem Zeigefinger auf der A. radialis, Guan 關 (Schranke) getastet mit dem Mittelfinger auf der A. radialis, Chi 尺 (Fuß) getastet mit dem Ringfinger auf der A. radialis.

3 Pathologische Zungenbilder

3.1 Syndrome der Chinesischen Medizin

3.1.1 Reine Ausgangspathologien und Mischformen

Der Begriff „Syndrom“ wurde als Übersetzung des chinesischen Bian-Zheng 辨證 erstmalig im Lehrbuch von Claus C. Schnorrenberger im Jahr 1978 eingeführt. Die beiden chinesischen Schriftzeichen Bian-Zheng 辨證 (辨正) verdeutlichen das Differenzieren und Analysieren als Verb, die in ihrer deutschen Übersetzung nicht etwa „Muster“ (engl. *pattern*) bedeuten, sondern den **aktiven Prozess** einer unterscheidenden, analysierenden, medizinischen Diagnose, also eine **Tätigkeit**, beschreiben. Unter einem Syndrom in der allgemeinen Definition (griech. *sýndromos*: begleitend, zusammentreffend) versteht man in der Medizin und Psychologie das gleichzeitige Vorliegen verschiedener Krankheitszeichen, sog. Symptome. Die Kenntnis dieser Symptome eines jeden Syndroms der Chinesischen Medizin erleichtert somit das diagnostische Differenzieren und Einordnen der Symptomvielfalt.

In der Praxis der Traditionellen Chinesischen Medizin ist durch die Zungendiagnostik selten das reine Syndrom zu finden. Häufiger finden sich kombinierte Syndrome, die es jeweils quantitativ zu erfassen gilt, um dann die geeignete Therapie mit Akupunktur, Kräutern und Chinesischer Diätetik auszuwählen. Es ist jedoch von großem Wert, die Eigenschaften und Besonderheit eines Zungenbildes zu jedem Syndrom vor Augen zu haben, um ein Syndrom überhaupt erst einmal zu verstehen und mit diesem Wissen eine möglichst genaue Diagnostik und damit die geeignete Therapie vornehmen zu können.

Dringend davon abzuraten ist, allein vom Zungenbild bzw. -status des Patienten auf das zu behandelnde Syndrom zu schließen. Vielmehr müssen immer auch der Pulsbefund sowie die vom Patienten geschilderten Symptome als auch die aktuelle Jahreszeit und die klimatischen Verhältnisse bei der Auswahl der Therapie berücksichtigt werden.

Die folgenden Zungenaufnahmen stellen das entsprechende Syndrom in einer möglichst exemplarischen Form dar. Die angefügten Mind-Maps geben einen Überblick über die möglichen Interpretationen der phänomenologischen Zungenbeschreibungen. So lässt sich aus der Zungenbeschreibung ein differenzialdiagnostischer Überblick herstellen.

Merke

Folgende Abkürzungen werden in den Mind-Maps verwendet:

- **S = Symptome**
- **LS = Leitsymptome**
- **U = Ursache**
- **A = Anmerkung**

Zu jedem Syndrom gehört ein typisches Leitsymptom. Zu allgemeineren Zuständen, wie der Yang- oder Qi-Leere, ein oder mehrere Symptome.

Bei den Patientenfällen wird die Zunge beschrieben und jede Beschreibung einem Syndrom zugeordnet. So können aus dem Zungen- und Pulsbefund sowie auf dem Beschwerdebild des Patienten, d. h. der geschilderten Symptomatik, die entsprechenden Syndrome hergeleitet werden.

3.1.2 Zuordnung der Syndrome zu den Wandlungsphasen

In ▸ **Abb. 3.1** sind die Syndrome den einzelnen Wandlungsphasen zugeordnet, so wie sie dann auch in den folgenden Kapiteln einzeln dargestellt werden.

3.1.3 Übersicht allgemeine Leitsymptome

Zu jedem Syndrom gehören allgemeine und spezielle Syndrome. Zu den allgemeinen Leitsymptome eines jeden Syndroms gehören folgende Punkte.

Herz-Syndrome

Gemeinsame Symptome aller Herz-Syndrome (= Leitsymptome):

- Herzklopfen
- Kurzatmigkeit
- starke Schweißausbrüche, besonders nach körperlicher Anstrengung

Milz-Syndrome

Gemeinsame Symptome aller Milz-Syndrome (= Leitsymptome):

- Appetitlosigkeit
- Kraftlosigkeit
- Kurzatmigkeit
- hellgelbe oder blasse Gesichtsfarbe

Lungen-Syndrome

Gemeinsames Symptom aller Lungen-Syndrome (= Leitsymptom):

- Husten

Nieren-Syndrome

Gemeinsame Symptome aller Nieren-Syndrome (= Leitsymptome):

- Rückenschmerzen, besonders im Lendenbereich
- Knieschmerzen
- Kraftlosigkeit
- Kälte-Gefühl
- kalte Extremitäten
- weiße Gesichtsfarbe

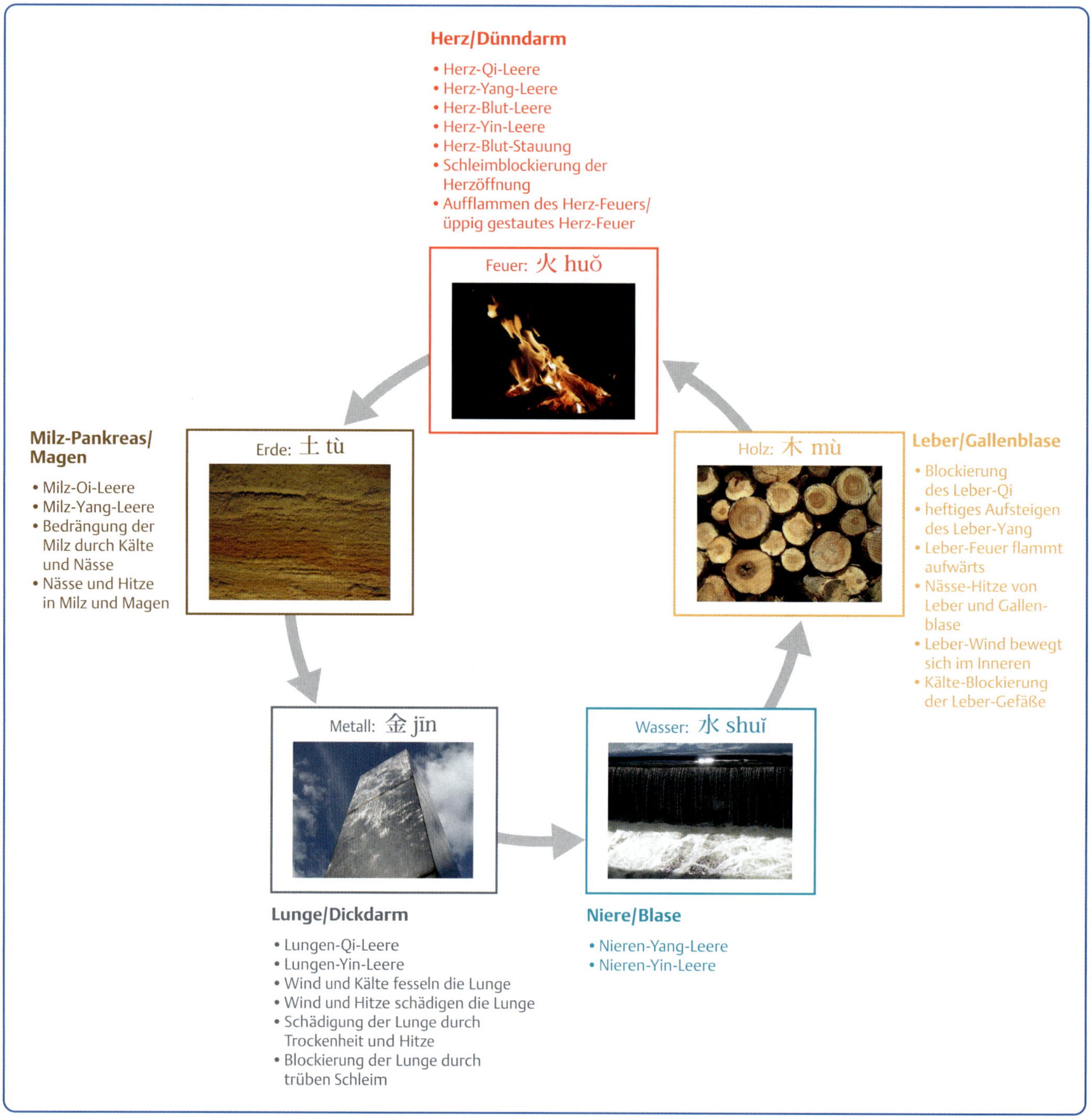

► **Abb. 3.1** Zuordnung der Syndrome zu den Wandlungsphasen.

Leber-Syndrome

Gemeinsame Symptome aller Leber-Syndrome (= Leitsymptome):

- Schwindel
- gespannter Puls
- Reizbarkeit

3.2

Herz-Syndrome 心

3.2.1 Herz-Qi-Leere (Xin-Qi-Xu 心 氣 虚)

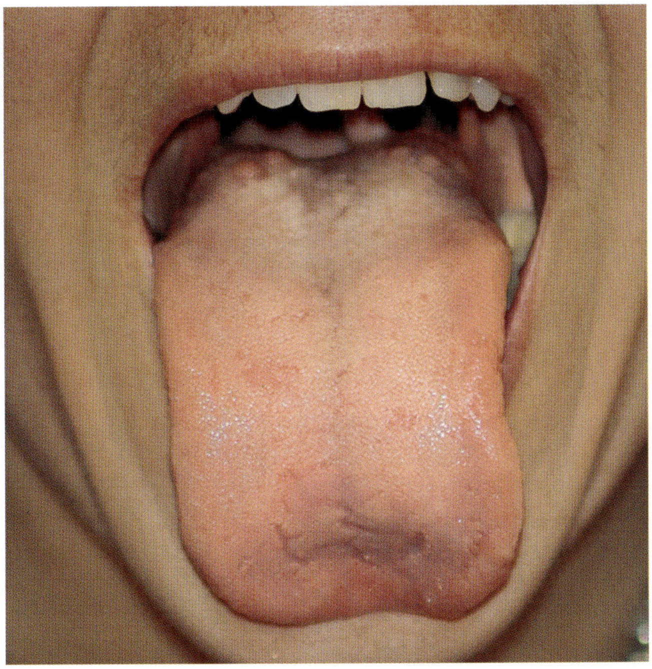

► **Abb. 3.2** Frau, 44 Jahre: Schwäche und Amenorrhö.

Zunge. Hell, dick oder zart.

Zungenkörper. Hell; Zunge insgesamt „deformiert“, d. h. aus der Form geraten und zarte, zerbrechliche Erscheinung (= Qi-Leere).

Zungenbelag. Dünn, weiß (zum Unteren Erwärmer hin dicker werdend).

Zungenspitze. Eingezogen, leicht gerötet.

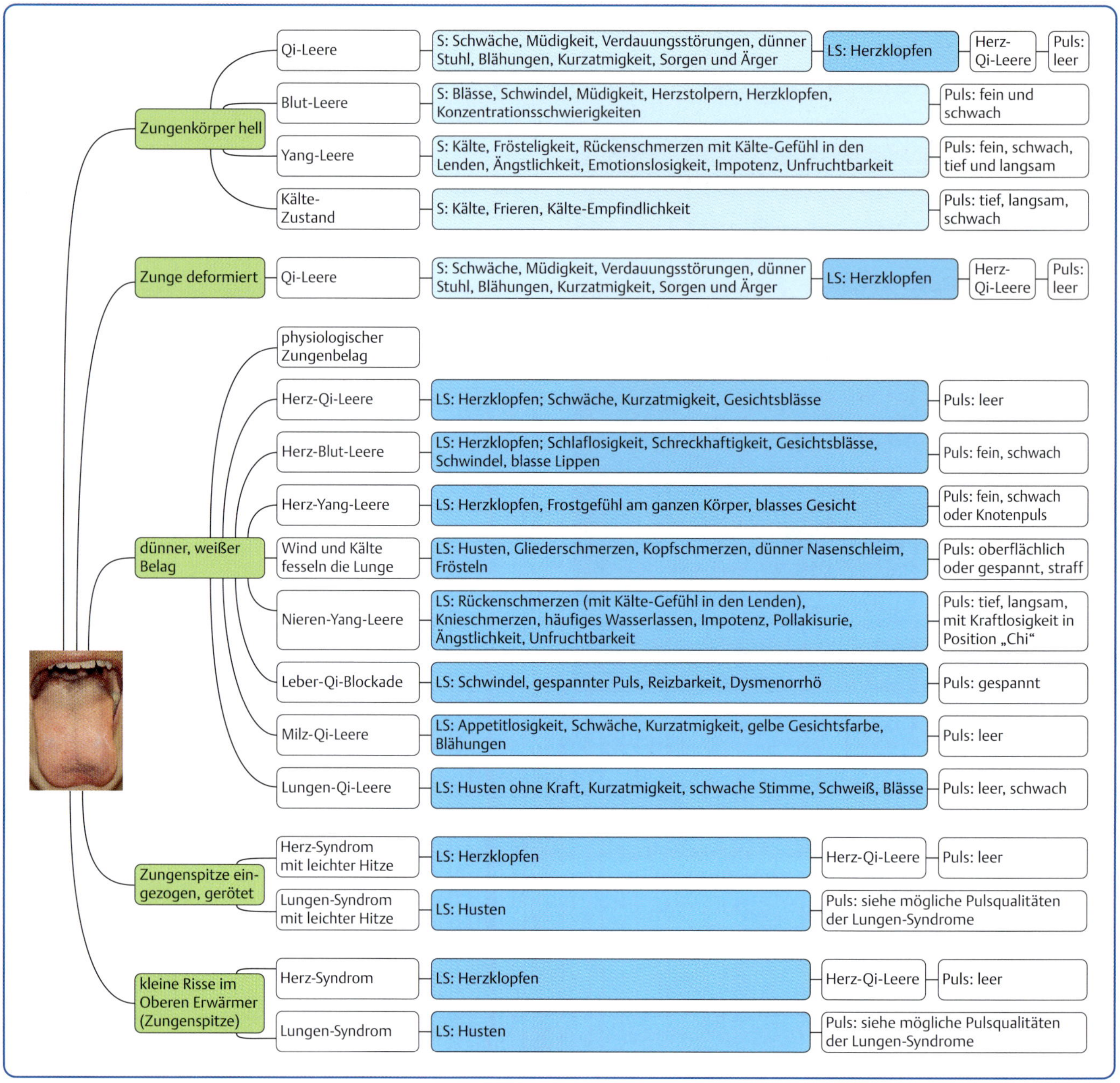

▸ **Abb. 3.3** Herz-Qi-Leere.

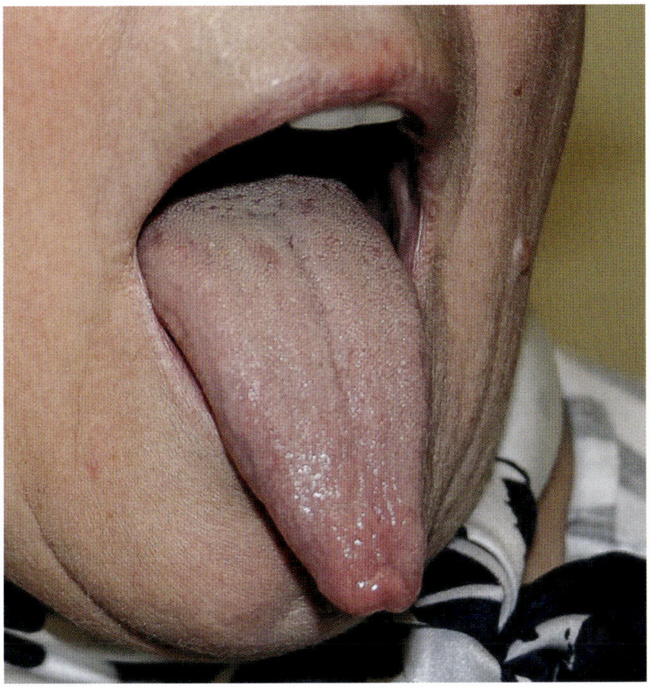

▸ **Abb. 3.4** Frau, 57 Jahre: leichte bis mittlere Herzinsuffizienz.

Zunge. Hell, dick oder zart.

Zungenkörper. Hell, dicker.

Zungenbelag. Weiß.

Zungenspitze. Gerötet, deutliche Warze mit Einkerbung der Zungenspitze, kleine Risse im Bereich des Oberen Erwärmers.

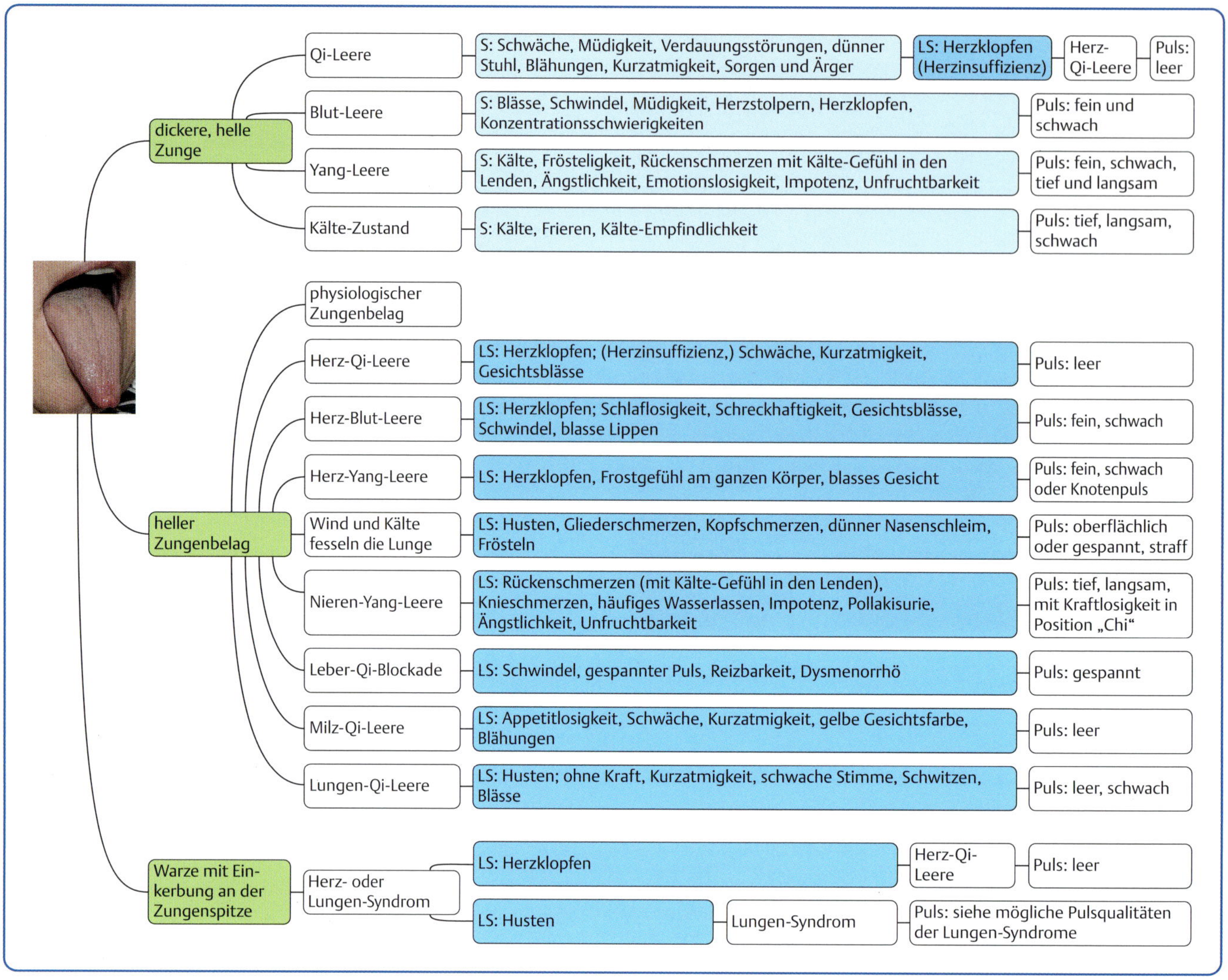

▶ **Abb. 3.5** Herz-Qi-Leere.

Allgemeines

Ursachen.
- höheres Lebensalter (Abschwächung des Qi der Speicherorgane)
- ursprünglich andere Erkrankungen können in einen Herz-Qi-Mangel münden
- zu starke Schweißverluste („Der Schweiß ist der Rest des Blutes", Schwitzen = Herzschwäche)

Pathologie. Das Herz-Qi ist nicht ausreichend, daher keine Antriebskraft: Qi und Blut können nicht normal zirkulieren.

Allgemeine Symptome. Herzklopfen, Kurzatmigkeit, starke Schweißausbrüche, v. a. nach körperlicher Anstrengung.

Spezielle Symptome. Gesichtsblässe, Schwäche und Kraftlosigkeit. Leichte Depression, Antriebslosigkeit.

Zunge. Helle, dicke oder zarte Zunge mit weißem Belag (Zungenkörper hell).

Puls. Leere (Xu). 1. Pulstaststelle Cun 寸 ist leer.

Therapie

Tonisieren des Herz-Qi.

Akupunktur. KG 6 (*Qi Hai*; Meer des Qi), Mi 10 (*Xue Hai*; Meer des Blutes), Pe 6 (*Nei Guan*), He 5 (*Tong Li*; Zugang zum Inneren), Bl 15 (*Xin Shu*; Zustimmungspunkt des Herzens), KG 14 (*Ju Que*; Große Eintrittspforte).

Chinesische Arzneimittel. Ren Shen (Panax Ginseng; Radix; 19a), Dang Shen (Codonopsis pilulosa; Radix; 19a), Huang Qi (Astragalus; Radix; 19a), Fu Ling (Poria cocos; Mycelium; 13a), Wu Wei Zi (Schizandra chinensis; Fructus; 20), Ban Xia (Pinellia ternata; Rhizoma; 3a), Da Zao (Ziziphus jujuba; Fructus; 19a), Chuan Xiong (Ligusticum wallicii; Rhizoma; 16), Long Yan Rou (Euphoriae longanae; Arillus; 19c).

Arzneimittel-Rezeptur. „Yang Xin Tang" (Suppe bei Leere des Herz-Qi bzw. Herz-Yang):
- Huang Qi (Astragalus; Radix; 19a)
- Ren Shen (Ginseng; Radix; 19a)
- Fu Ling (Poria cocos; Mycelium; 13a)
- Gan Cao (Glycyrrhiza uralensis; Radix; 19a)
- Wu Wei Zi (Schinzandra; Fructus; 20)
- Dang Gui (Angelica sinensis, Radix; 19c)
- Chuan Xiong (Ligusticum; Radix; 16)
- Bai Zi Ren (Biota orientalis; Semen; 12)
- Yuan Shi (Polygala tenuifolia; Radix; 12)
- Rou Gui (Cinnamomum cassia; Cortex; 10)
- Suan Zao Ren (Ziziphus spinosa; Semen; 12)

Chinesische Diätetik.
- empfohlen:
  - Kaffee, Kakao
  - Longane-Frucht und deren Zubereitung
  - Schizandra-Tee
  - Wildschweinfleisch
  - Milz-Qi-stärkende Lebensmittel (S. 47) unterstützen ebenfalls die Herz-Qi-Leere
- meiden: schweres, fettes Essen

Jujuba-Dattel-Kompott

Warm oder gekühlt servieren

für 2 Personen | 30 min
12 große Jujuba-Datteln
1 Stück frischer Ingwer (ca. 3–4 g)
200 ml Wasser
- Die Jujuba-Datteln und den geriebenen Ingwer im Wasser etwa 20 min lang kochen.
- Zum Schluss etwas flüssigen Honig hinzugeben.
- Etwas Sauerrahm und geriebene Bio-Zitronenschale darübergeben.

Kraftsuppe mit Longane-Frucht

Herz-Qi-stärkend

für 2 Personen | 50 min
1 Petersilienwurzel
2 Möhren
1 Zwiebel
1 Sellerieknolle
Frühlingszwiebeln
1 l Gemüsebrühe
30 g Longane-Früchte
Salz, Pfeffer
frische Petersilie
- Das Gemüse klein schneiden und mit den Longane-Früchten in der Gemüsebrühe für 30–40 min kochen.
- Mit Salz und Pfeffer abschmecken.
- Die Suppe in einen Teller oder Suppenschale füllen und mit frischer Petersilie garnieren.

3.2.2 Herz-Yang-Leere (Xin-Yang-Xu 心 陽 虛)

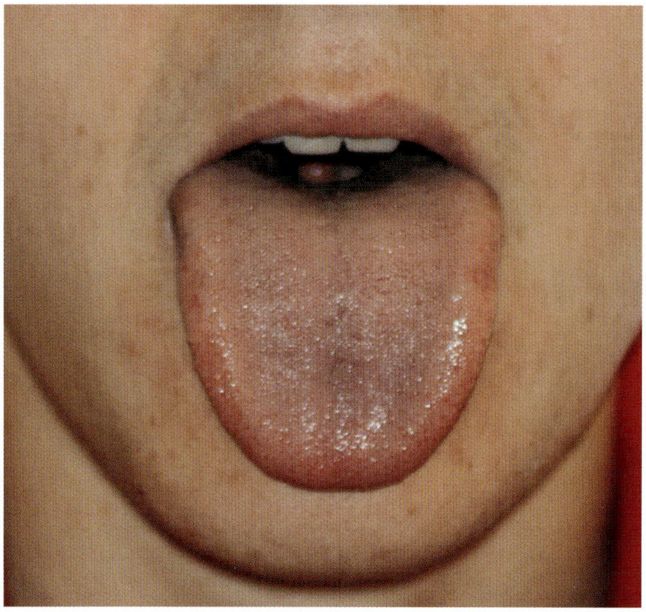

▸ **Abb. 3.6** Frau, 29 Jahre: traurige Verstimmung, Schweißausbrüche, Erschöpfung.

Zunge. Hell bzw. blass.

Zungenkörper. Blass, etwas geschwollen.

Zungenbelag. Sehr dünn, kaum vorhanden.

Zungenränder. Geschwollen bzw. aufgerollt.

Zungenspitze. Ganz leicht gerötet.

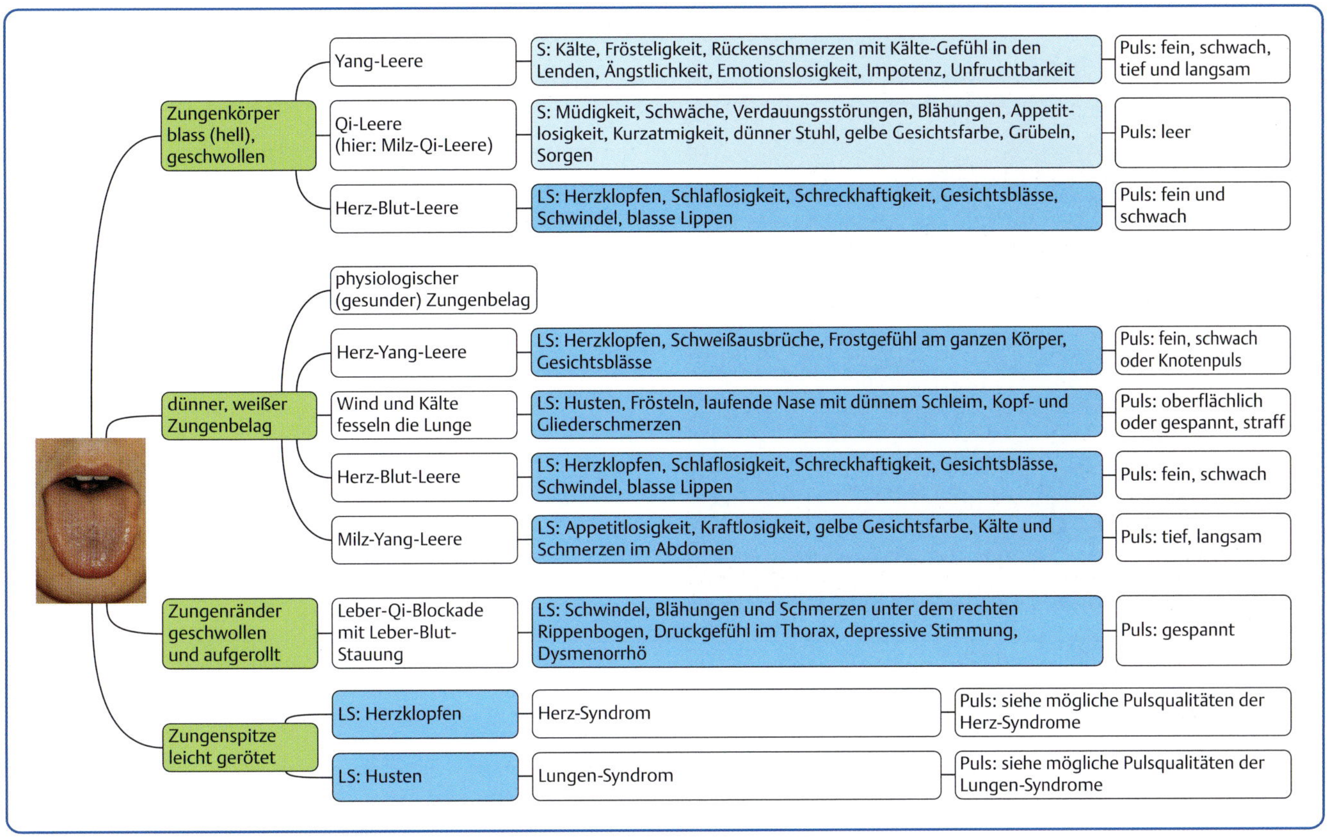

▸ **Abb. 3.7** Herz-Yang-Leere.

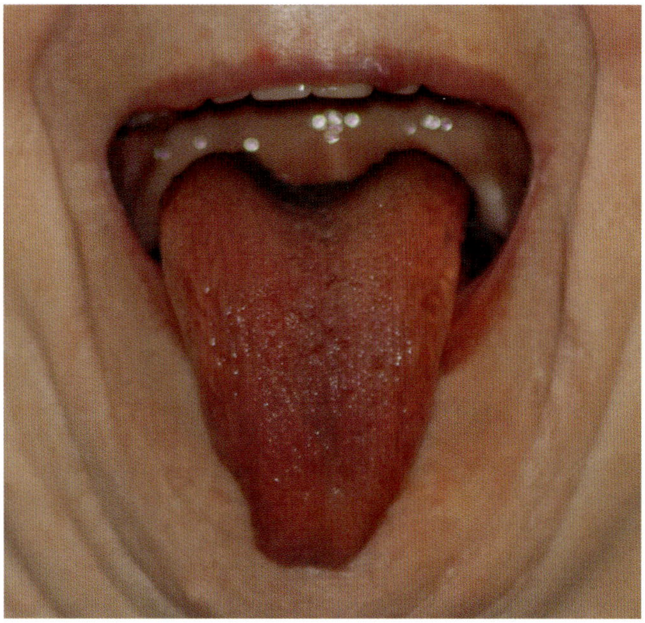

► **Abb. 3.8** Frau, 89 Jahre: Herzinsuffizienz.

Zunge. Dunkelviolett, da Übergang zur Herz-Blut-Stauung.

Zungenkörper. Dunkelviolett, angespannt, mit leichter Biegung nach rechts.

Zungenbelag. Kaum vorhanden.

Zungenspitze. Leicht nach rechts gebogen, abgeflacht (d. h. Herz-Thematik).

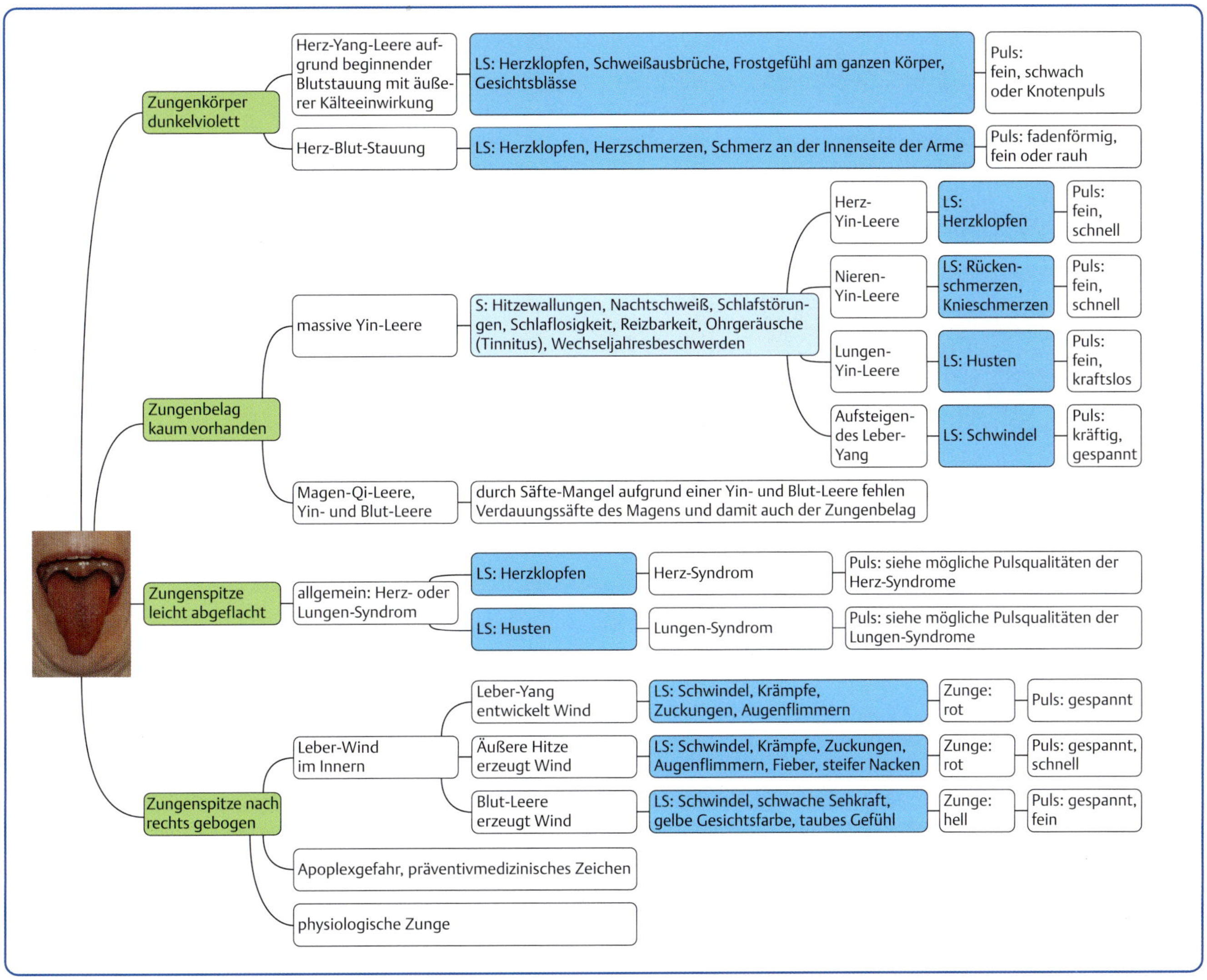

▸ **Abb. 3.9** Herz-Yang-Leere.

Allgemeines

Ursachen.
- Abschwächung des Qi der Speicherorgane in höherem Lebensalter
- Umwandlung anderer Erkrankungen in eine Herz-Yang-Leere
- zu starke Schweißverluste

Pathologie. Herz-Yang nicht aktiv, Blockierung der Herzgefäße.

Allgemeine Symptome. Herzklopfen, Kurzatmigkeit, starke Schweißausbrüche, v. a. nach körperlicher Anstrengung.

Spezielle Symptome. Frostgefühl am ganzen Körper, kalte Arme und Beine, Beklemmung im Herzen, blasses Gesicht, depressive Verstimmung.

Zunge. Blasse (► **Abb. 3.6**) oder dunkelviolette (► **Abb. 3.8**) Zunge (Zungenkörper hell oder dunkelrot).

Puls. Fein und schwach oder „Knotenpuls" (= Blockierung im Pulsschlag, Extrasystolen), besonders an der 1. Pulstaststelle Cun 寸.

Therapie

Wärmen und Durchleiten des Herz-Yang.

Akupunktur. KG 6 (*Qi Hai*; Meer des Qi und Moxibustion), Bl 15 (*Xin Shu*; Zustimmungspunkt des Herzens, He 5 (*Tong Li*; Zugang zum Inneren), He 7 (*Shen Men*; Tor des Shen).

Chinesische Arzneimittel. Fu Zi (Aconitum; Radix; 10), Gui Zhi (Cinnamomum cassia; Ramuli; 1a), Rou Gui (Cinnamomum cassia; Cortex; 10), Gan Jiang (Zingiber; Radix sicca; 10), Xie Bai (Allium macrostemon; Bulbus; 6), Gan Cao (Glycyrrhiza uralensis; Radix; 19a), Bai Zhu (Atractylodes macrocephala; Rizoma; 19a).

Arzneimittel-Rezeptur. „Gui Zhi Gan Cao Tang" (Suppe mit Zimtzweigen und Süßholz):
- Gui Shi (Cinnamomum cassia; Ramuli; 1a)
- Zhi Can Gao (Glyzyrrhiza uralensis; Radix et Rhizoma; 19a)

Chinesische Diätetik.
- empfohlen:
  - yangisierende Kochmethoden
  - Kaffee, Kakao, Jogi-Tee, Glühwein
  - Rosmarin, Zimt, Ingwer, roter Pfeffer
  - Rotwein, Lakritz
  - Hirsch-Gulasch
- meiden: thermisch kalte Lebensmittel, die das Yang zu sehr beanspruchen, z. B. Gurkensuppe, Joghurt, Eiscreme, Rohkost in großen Mengen

Hirschgulasch in Rotweinsoße

Yangisierend

für 4 Personen | 30 min ohne Einweich- und Garzeit
1 kg Hirschgulasch
3 EL Butterschmalz
2 Zwiebeln
2 Möhren
1 Knolle Sellerie
1 Handvoll getrocknete Steinpilze
100 ml Wasser zum Einweichen (1 Stunde Einweichzeit)
1 EL Tomatenmark
Salz, Pfeffer
5–6 Wacholderbeeren (gemörsert)
3 Gewürznelken (gemörsert)
etwas getrockneten Thymian
200 ml trockenen Rotwein
400 ml Wildfond
1 EL Rotweinessig oder dunkler Balsamico-Essig
4 EL Preiselbeerkompott
evtl. Zucker, etwas süße Sahne

- Die getrockneten Steinpilze 1 Stunde in kaltem Wasser einweichen, auspressen und etwas klein schneiden.
- Das Hirschgulasch abtropfen lassen und trocken tupfen. Butterschmalz in einem Bräter erhitzen, die Gulaschstücke portionsweise darin scharf anbraten und dann herausnehmen.
- Die Zwiebeln, Möhren und den Sellerie würfeln und zusammen mit den Steinpilzen im Bräter anbraten, Tomatenmark anschwitzen, nach und nach mit etwas von dem Rotwein, Wildfond, Pilzwasser ablöschen, max. die Hälfte, dann das Fleisch hinzugeben, salzen und pfeffern.
- Den restlichen Rotwein, Einweichwasser, Gewürze, Rotweinessig und 2 EL von den Preiselbeeren und evtl. eine Prise Zucker hinzugeben. Bei geschlossenem Deckel ca. 2½–3h schmoren, bis das Fleisch zart ist, gelegentlich umrühren. Ggf. die letzten 30 min ohne Deckel köcheln lassen, damit die Soße besser eindicken bzw. reduzieren kann.
- Zum Schluss die restlichen Preiselbeeren hinzufügen, mit Salz, Pfeffer und Rotwein und etwas süßer Sahne abschmecken.

3.2.3 Herz-Blut-Leere (Xin-Xue-Xu 心 血 虛)

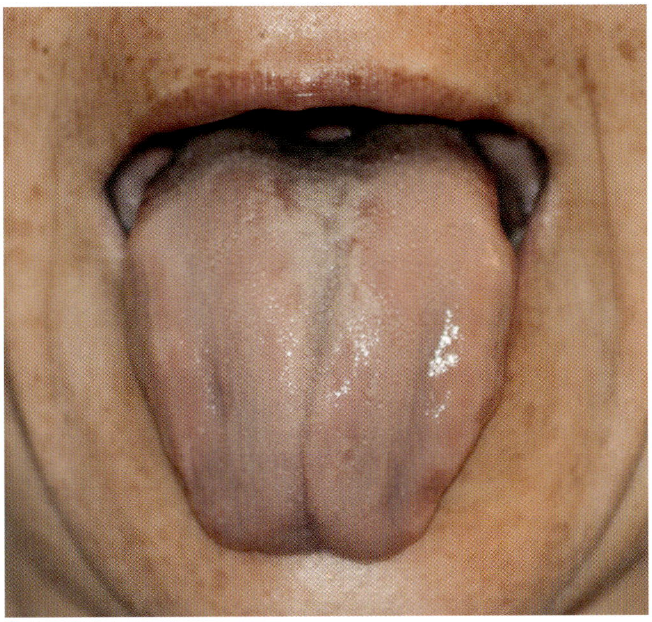

▸ **Abb. 3.10** Frau, 44 Jahre: Menorrhagie.

Zunge. Hell.

Zungenkörper. Hell; hier zusätzlich dick und geschwollen (Milz-Qi-Leere).

Zungenbelag. Hell bzw. weiß; angedeutete „Landkartenzunge". Mittelfurche, die sich vom Mittleren Erwärmer spaltartig bis in den Oberen Erwärmer erstreckt.

Zungenränder. Seitliche Zahneindrücke.

Zungenspitze. Eingezogen (kardiale Rinne).

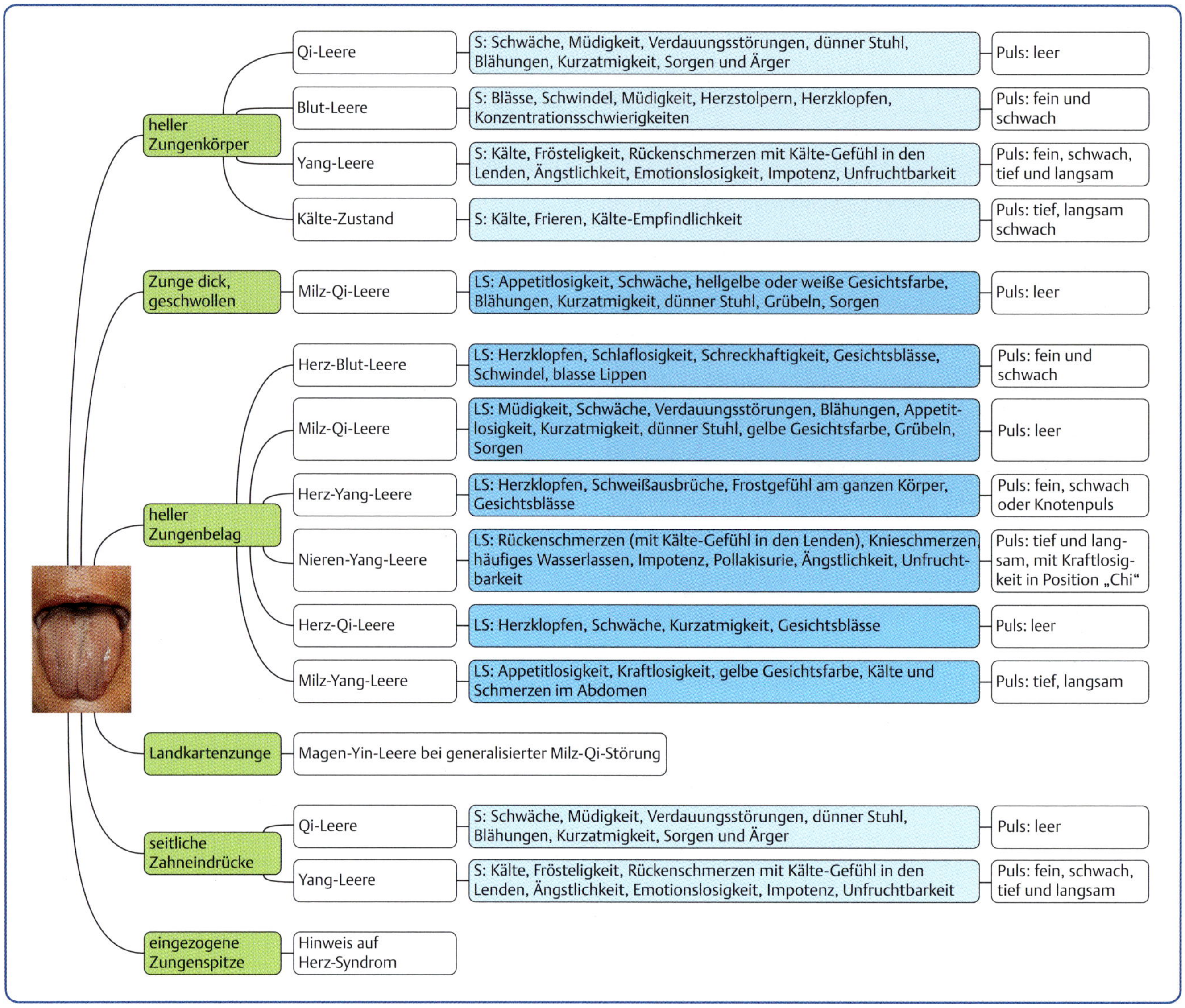

▸ **Abb. 3.11** Herz-Blut-Leere.

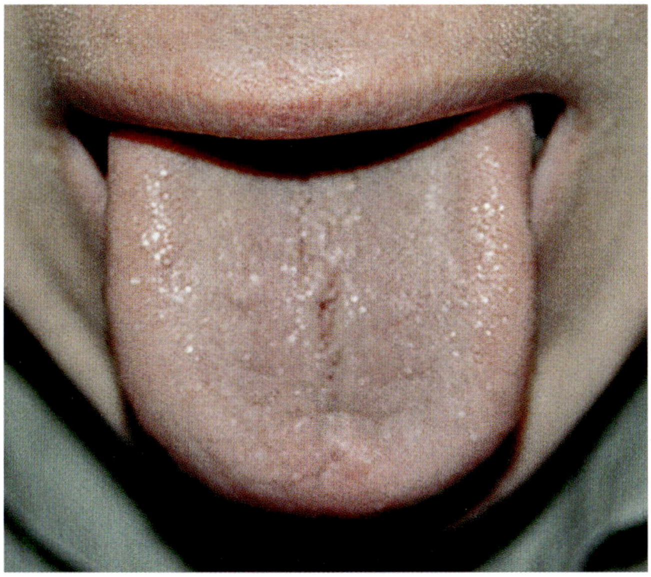

► **Abb. 3.12** Mann, 61 Jahre: schwere Anämie.

Zunge. Hell.

Zungenkörper. Hell, etwas schlaff, ohne Spannung. Riss im Übergang des Mittleren Erwärmers zum Oberen Erwärmer.

Zungenbelag. Sehr dünn und hell.

Zungenränder. Etwas aufgerollt.

Zungenspitze. Kleine verdickte Pustelchen.

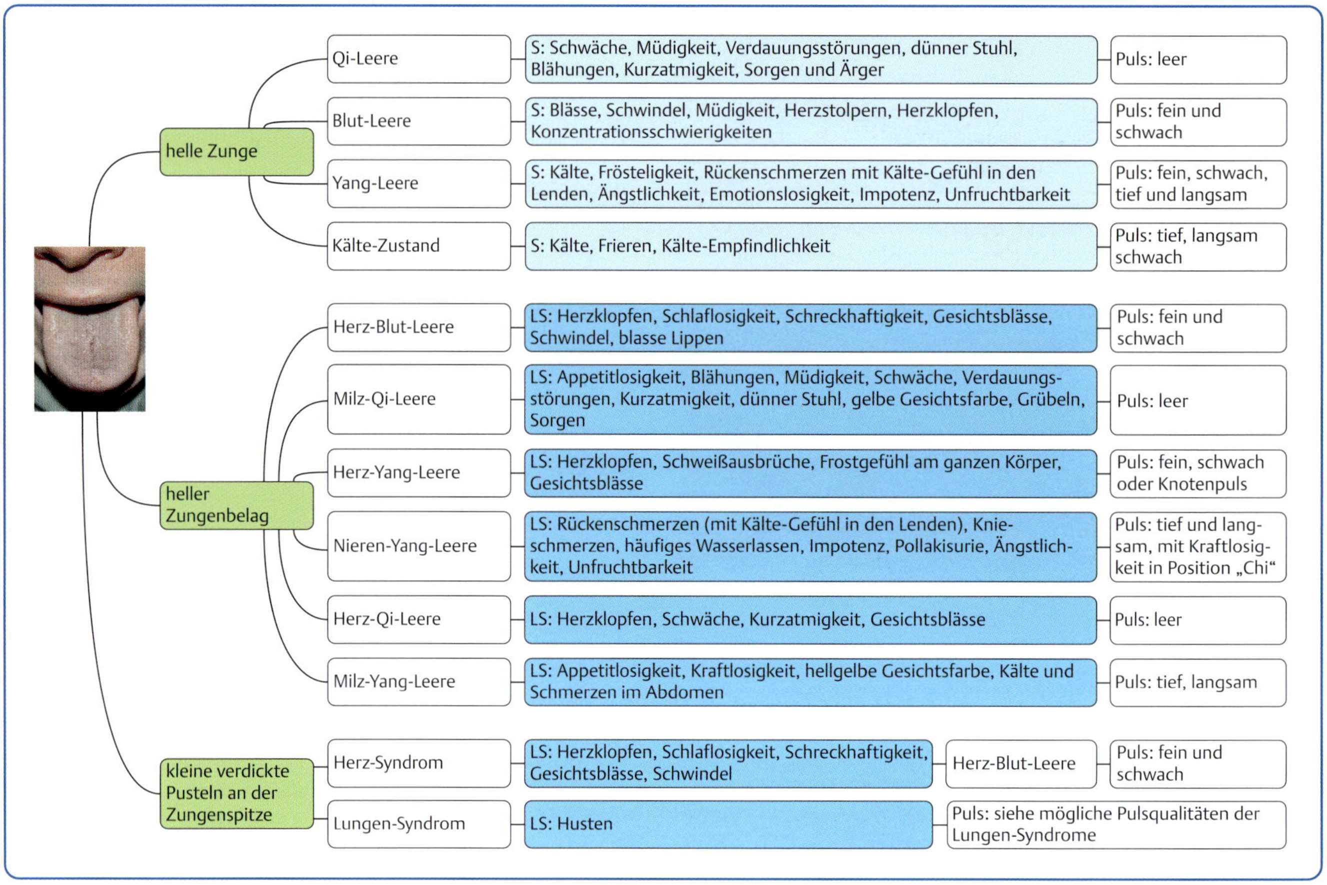

▸ **Abb. 3.13** Herz-Blut-Leere.

Allgemeines

Ursachen.
- Schwäche der Bluterzeugung
- starke Blutverluste (z. B. starke Periodenblutung)
- Überanstrengung

Pathologie. Das Blut ernährt das Herz nicht, das Shen (= „Psyche“) kann sich nicht im Inneren verbergen.

Allgemeine Symptome. Schlaflosigkeit, Herzklopfen, Schreckhaftigkeit, Gedächtnisschwäche.

Spezielle Symptome. Schwindel, blasse Gesichtsfarbe und Lippen, evtl. Ohrgeräusche (Tinnitus).

Zunge. Helle Zunge (Zungenkörper hell).

Puls. Fein und schwach, besonders an 1. Pulstaststelle Cun 寸.

Therapie

Ernährung des Herz-Blutes, das Blut stärken, Beruhigen des Shen bzw. der Psyche.

Akupunktur. Mi 10 (*Xue Hai*; Meer des Blutes), Pe 6 (*Nei Guan*; Innere Schranke), Pe 7 (*Da Ling*; Großer Erdhügel), KG 14 (*Ju Que*; Große Eintrittspforte), Bl 15 (*Xin Shu*; Zustimmungspunkt des Herzens, Mi 6 (*San Yin Yao*; Kreuzung der 3 Yin-Meridiane.

Chinesische Arzneimittel. Dang Gui (Angelica sinensis; Radix; 19c), Shu Di (Rehmannia fermentata; Radix; 19c), E Jsiao (Equus asinus; Gelatine; 19c), Long Gu (Stegodon orientalis; 11b), Suan Zao Ren (Ziziphus spinosus; Semen; 12), Bai Shao (Paeonia lactiflora; Radix; 11b).

Arzneimittel-Rezeptur. „Si Wu Tang Jia Wei“ (Variation der Vier-Bestandteile-Suppe):
- Shu Di (Rehmannia fermentata; Radix; 19c)
- Bai Shao (Paeonia lactiflora; Radix; 11b)
- Dang Gui (Angelica sinensis; Radix; 19c)
- Chuan Xiong (Ligusticum wallicii; Rhizom; 16)
- Ye Jiao Teng (Polygonum multiflorum; Caulis; 12)
- Mai Men Dong (Ophiopogon japonicus; Radix; 19d)
- Bai Zi Ren (Biota orientalis; Semen; 12)
- Suan Zao Ren (Ziziphus jujuba spinosa; Semen; 12)
- Fu Ling (Poria cocos; Mycelium; 13a)

Chinesische Diätetik.
- empfohlen:
  - Rote Beete, Endivie, Rucola, Zwiebeln
  - frischer Rosmarin
  - Rotwein
  - rote Trauben, Longane-Frucht
- meiden: sog. „Eisenräuber“ wie Schwarzer Tee oder andere gerbstoffhaltige Getränke

Hühnersuppe mit Radix Angelika sinensis

In China ist es üblich, einer Frau nach der Geburt als erstes Getränk Hühnersuppe zu reichen. Hühnersuppe füllt das Jing (d. h. die Essenz; das ist die Grundmaterie, aus der der menschliche Organismus besteht) der Nieren wieder auf, stärkt das Blut und verstärkt die Freude über das Kind. Außerdem beugt sie generell auch bei allen anderen Frauen einer Erschöpfung vor, da sie das Blut stärkt und den Körper nach einer Grippe oder anderen schweren Infektionskrankheiten kräftigt.

für 4 Personen | 15 min ohne Garzeit
1 frisches Bio-Suppenhuhn, Bio-Hähnchen oder Teile davon
1,5–2 l Wasser
Suppengrün (Karotten, Sellerie, Lauch)
Ingwerwurzel
Zwiebeln
Knoblauch
Petersilienwurzel
1 Bund Petersilie
15 g Angelica sinensis (10–15 g Angelica sinensis auf 1,5 l Suppe)
10 Jujuba-Datteln

- Hühnerteile und gewürfeltes Gemüse im Wasser 1 Stunde kochen lassen, danach für 1 weitere Stunde die chinesischen Kräutern mitkochen lassen.
- Die Angelica-sinensis-Wurzel und Jujuba-Datteln in einem separaten Sieb mitköcheln lassen. Die Chinesische Engelswurz gehört botanisch zu den Doldenblütlern (Umbelliferae) und schmeckt ungefähr wie Liebstöckel („Maggi-Kraut“) oder Sellerie.
- Die Suppe kann abgeseiht oder mit dem Gemüse getrunken bzw. gegessen werden. Täglich davon 1–2 Teller essen. Der Rest kann auch eingefroren und bei Bedarf wieder aufgewärmt werden.

3.2.4 Herz-Yin-Leere (Xin-Yin-Xu 心 陰 虛)

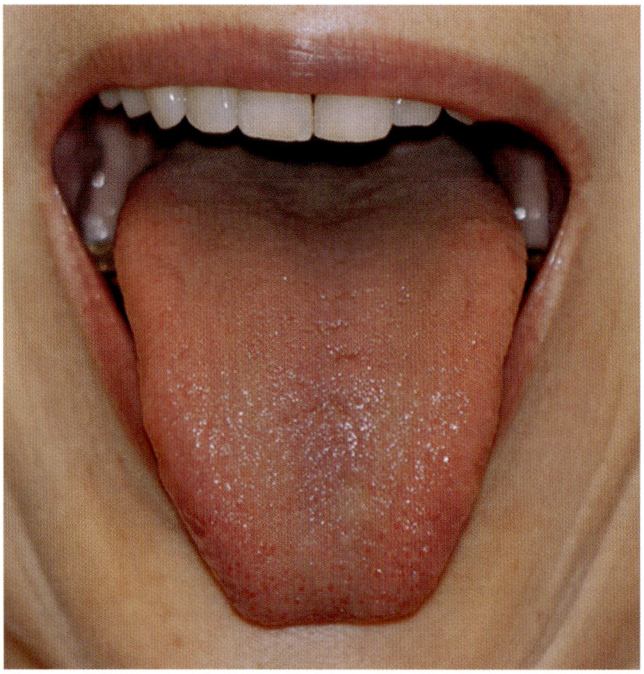

▸ **Abb. 3.14** Frau, 61 Jahre: Schlafstörungen, Herzklopfen und Hitzewallungen.

Zunge. Rot und wenig feucht.

Zungenkörper. Rot.

Zungenbelag. Fehlend.

Zungenspitze. Eingezogen und abgeflacht mit einzelnen, leicht geröteten Zungenpapillen.

Merke

Jede Farbveränderung des Zungenkörpers (bis auf Veränderungen durch Lebensmittelfarbstoffe) steht mit der Durchblutung des Zungenkörpers in engem Zusammenhang. Eine rote oder dunkelrote Zunge, wie bei einer Yin-Leere, zeigt eine Ausdehnung der Blutgefäße mit Ansammlung von Blut im Zungenkörper. Meist ist – nach der westlichen Medizin – die Aktivität des Sympathikus [5] erhöht und die des Parasympathikus erniedrigt. Dabei verengen sich die Blutgefäße des Körpers. Blut dringt so vermehrt in die Zunge ein und lässt diese rot erscheinen.

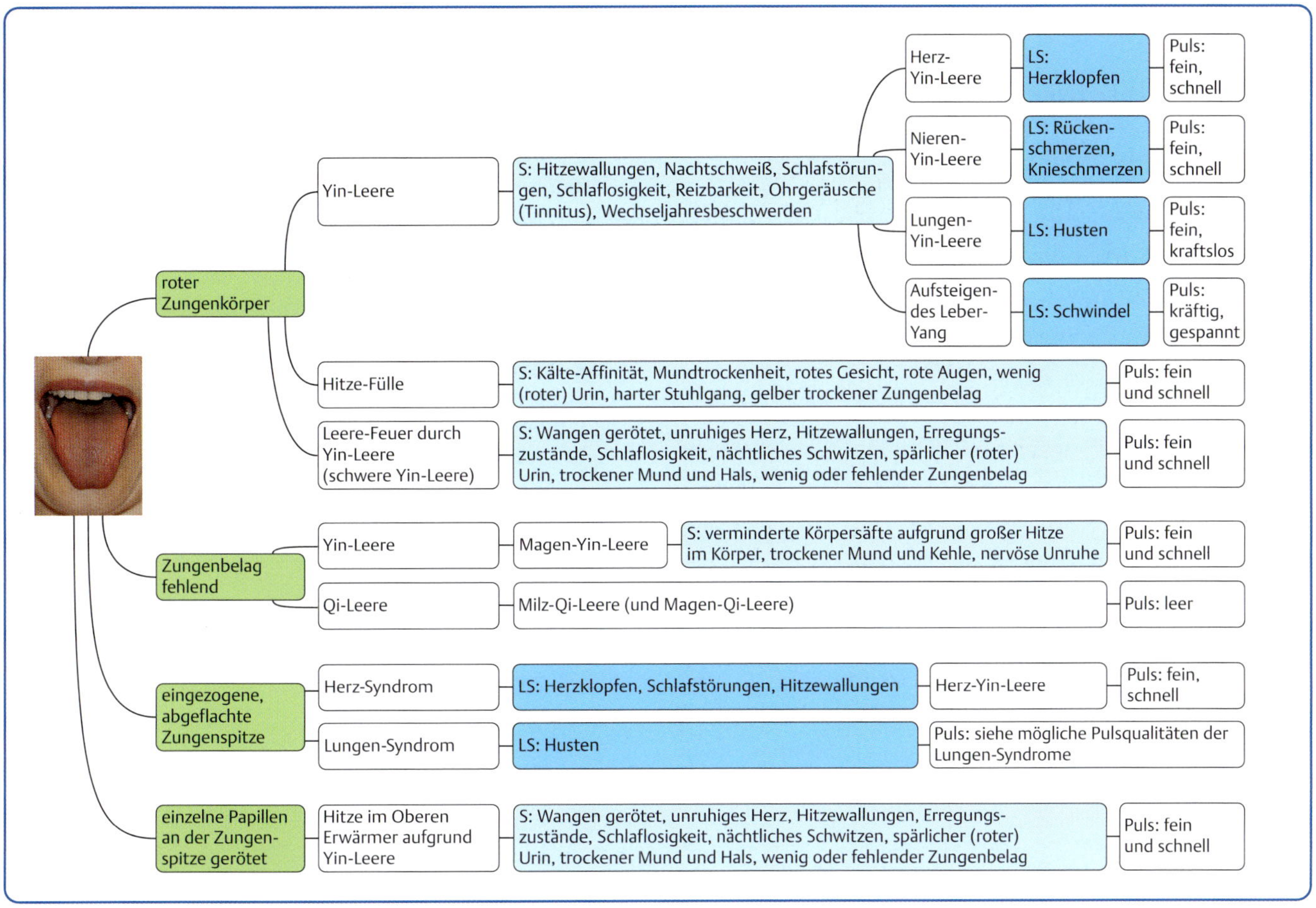

▶ **Abb. 3.15** Herz-Yin-Leere.

Allgemeines

Ursache.
- Schwäche der Bluterzeugung, Klimakterium
- Blutverluste
- Überanstrengung

Pathologie. Yin-Leere und damit Yang-Fülle, Yang ist mit Yin nicht im Gleichgewicht, Shen kann sich nicht im Inneren verbergen.

Allgemeine Symptome. Schlaflosigkeit, Herzklopfen, Schreckhaftigkeit, Gedächtnisschwäche.

Spezielle Symptome. Leichtes Fieber („Hitze"), nächtliche Schweißausbrüche, Unruhe und Hitze im Herzen, trockener Mund, Ohrgeräusche (Tinnitus).

Zunge. Rot und wenig feucht (Zungenkörper rot).

Puls. Fein, schnell, besonders an 1. Pulstaststelle Cun 寸.

Therapie

Ernährung des Herz-Yin und der gesamten Yin-Funktion, Hitze kühlen, Beruhigen des Shen.

Akupunktur. Mi 6 (*San Yin Jiao;* Kreuzung der 3 Yin-Meridiane), Pe 6 (*Nei Guan*; Innere Schranke); Di 4 (*He Gu*; Treffpunkt im Tal), Di 11 (*Qu Chi*; Gebogenes Wasserbecken), He 7 (*Shen Men*; Tor des Shen), Bl 15 (*Xin Shu*; Zustimmungspunkt des Herzens), Bl 23 (*Shen Shu*; Zustimmungspunkt der Niere), Bl 25(*Da Chang Shu*; Zustimmungspunkt des Dickdarms).

Chinesische Arzneimittel. Mai Men Dong (Ophiopogon japonica; Radix; 19d), Bai He (Lilium brownii; Bulbus; 19d), Tian Men Dong (Asparagus; Radix; 19d), 19a Da Zao (Ziziphus jujuba; Fructus; 19a), Sheng Di (Rhemannia glutinosa; Radix; 2b), Dang Gui (Angelica sinensis; Radix; 19c), Fu Ling (Poria alba; Mycelium; 13a), Suan Zao Ren (Ziziphus spinosa; Semen; 12).

Arzneimittel-Rezeptur. „Bu Xin Dan" (Herz-Tonisierungs-Pille); „Bu Xin Tang" (Herz-Tonisierungs-Suppe):
- Ren Shen (Panax Ginseng; Radix; 19a)
- Xuan Shen (Scrophularia ningpoensis; Radix; 2b)
- Dan Shen (Salvia miltiorrhiza; Radix; 16)
- Fu Ling (Poria cocos; Mycelium; 13a)
- Wu Wei Zi (Schizandra chinensis; Fructus; 20)
- Yuan Zi (Polygala tenuifolia; Radix; 12)
- Jie Gen (Platycodon grandiflorum; Radix; 3c)
- Dang Gui (Angelica sinensis; Radix; 19c)
- Tian Men Dong (Asparagus cochinchinensis; Radix; 19d)
- Mai Men Dong (Ophiopogon japonicus; Radix; 19d)
- Bai Zi Ren (Biota orientalis; Semen; 12)
- Suan Zao Ren (Ziziphus spinosus; Semen; 12)
- Sheng Di Huang (Rehmannia glutinosa; Radix; 2b)

Chinesische Diätetik.
- empfohlen:
  - Leinöl, Leinsamen, Dinkel, Mais, Weizen
  - gekochtes Birnenkompott, Jujuba-Datteln
  - Mungobohnen (Sprossen oder Salat)
- meiden:
  - austrocknende, heiße Lebensmittel
  - scharfe Gewürze
  - hochprozentiger Alkohol

Kraftsuppe mit Dinkel und Gemüse

Stärkt das Herz-Yin

für 2–3 Personen | 50 min
1 Petersilienwurzel
2 Möhren
1 Zwiebel
1 Sellerieknolle
Frühlingszwiebeln
10 Jujuba-Datteln
50 g Dinkelflocken
1 l Gemüsebrühe

- Das Gemüse klein schneiden.
- Mit den Dinkelflocken und den Jujuba-Datteln in der Gemüsebrühe für 30–40 min kochen.

Kartoffeln mit Quark und Leinöl

Ein vegetarisches Hauptgericht zur Herz-Yin-Stärkung

für 2–3 Personen | 30 min
8–10 Pellkartoffeln
500 g Magerquark
etwas Milch oder Sahne zum Glattrühren
frisches Leinöl
frische Petersilie

- Kartoffeln für ca. 20 min kochen.
- Restliche Zutaten zu einem glatten Quark verrühren.

3.2.5 Herz-Blut-Stauung (Xin-Xue Yu-Zu 心血瘀阻)

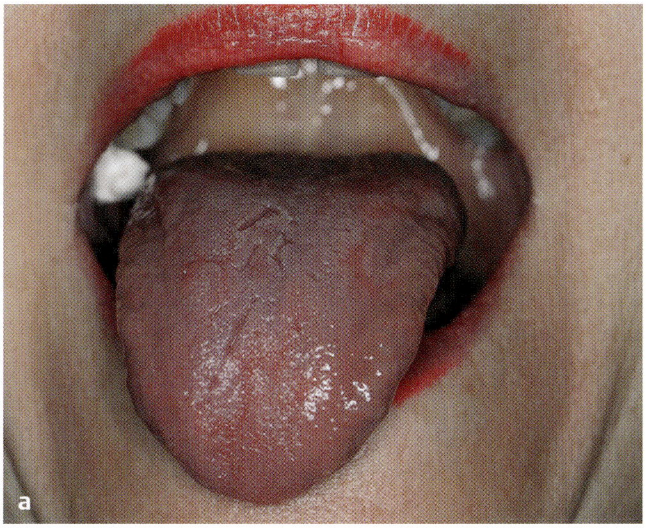

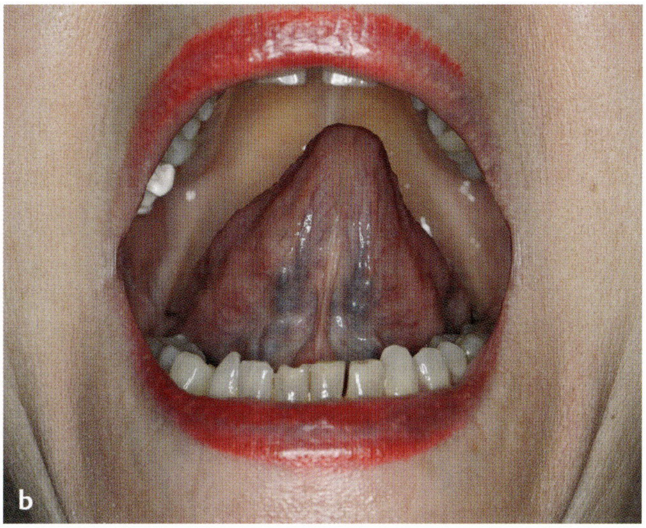

► **Abb. 3.16** Frau, 54 Jahre: Zustand nach Beinvenenthrombose.
a Ansicht von oben.
b Ansicht von unten.

Zunge. Dunkelrot oder mit violetten Flecken bedeckt sowie gestaute (verdickte), blaue Unterzungenvenen.

Zungenkörper. Dunkelrot bis violett mit blau-rot-marmorierten Arealen. Schiefe Zunge, Risse im Mittleren Erwärmer. Zungenkörper von unten: dicke, gestaute, blaue Unterzungenvenen.

Zungenbelag. Fehlend.

Zungenspitze. Leicht gerötete pustelartige Papillen.

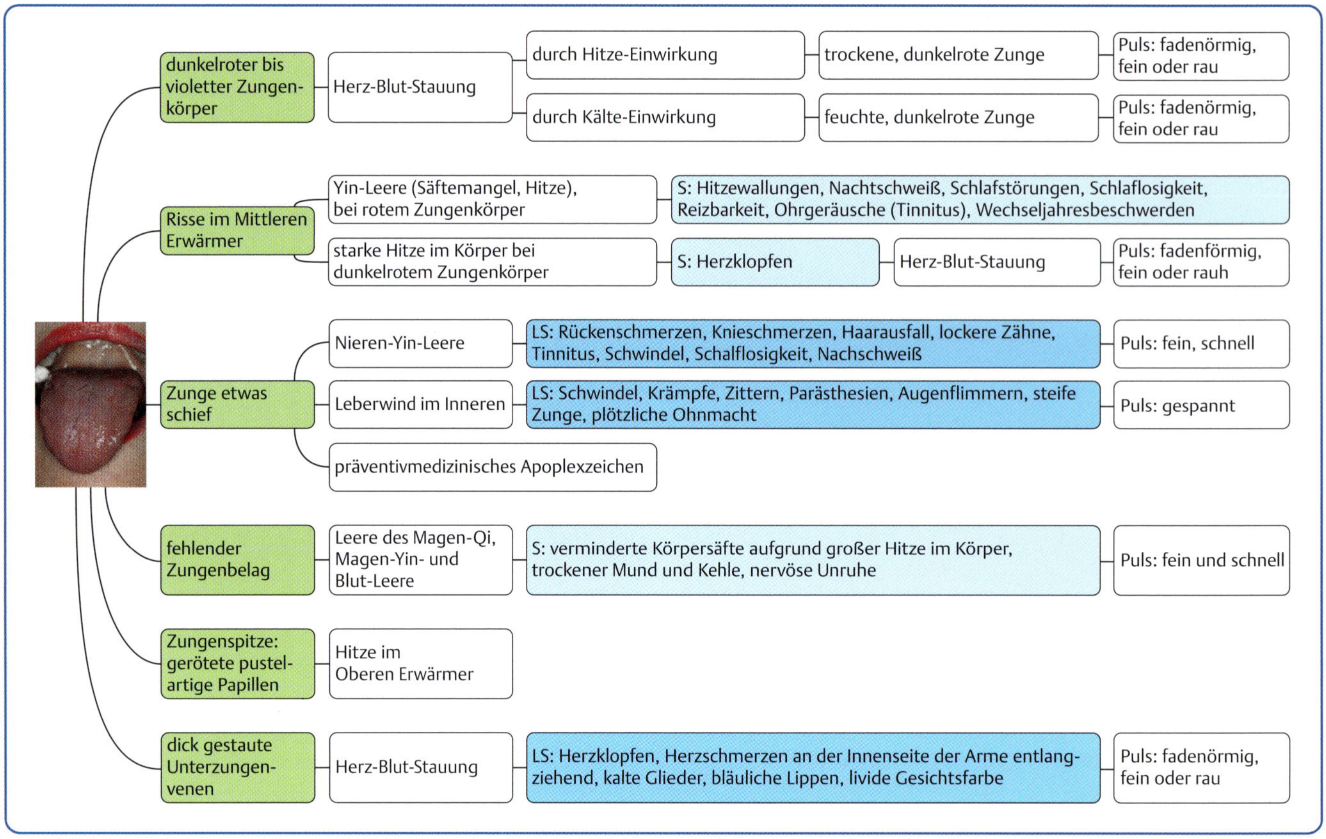

► **Abb. 3.17** Herz-Blut-Stauung.

Allgemeines

Ursachen.

1. Leere des Herz-Qi
2. mangelnde Aktivität des Herz-Yang
3. überanstrengung, Erkältungen
4. psychische Erregung, Ansammlung von dickflüssigem Schleim

Pathologie. Blockierung der Herzgefäße, Stauung des Herzblutes.

Allgemeine Symptome. Herzklopfen, Schlaflosigkeit, leichte Erschreckbarkeit, Gedächtnisschwäche.

Spezielle Symptome. Herzklopfen, Herzschmerzen, die an der Innenseite der Arme abwärts ziehen. In schweren Fällen: kalte Extremitäten, schmerzende Beine, bläulich-violette Lippen, Fingernägel und Gesicht, glanzlose Gesichtshaut.

Zunge. Dunkelrote oder mit violetten Flecken bedeckt sowie gestaute (verdickte), blaue Unterzungenvenen (Zungenkörper: dunkelrot).

Puls. Fadenförmiger, feiner oder rauer Puls, besonders an der 1. Pulstaststelle Cun 寸.

Therapie

Herz-Blut-Stauung auflösen.

Akupunktur. Mi 10 (*Xue Hai*; Meer des Blutes, Mi 6 (*San Yin Yao*; Kreuzungspunkt der 3 Yin-Meridiane), Bl 15 (*Xin Shu*; Zustimmungspunkt des Herzens, Di 4 (*He Gu*; Treffpunkt im Tal), Ma 36 (*Zu San Li*; 3 Längen zum Fuß).

Chinesische Arzneimittel. Hong Hua (Carthamus tinctorius; Flos; 16), Yu Yin (Curcuma longa; Tuber; 16), Jiang Huang (Curcuma longa; Rhizoma; 16), Tao Ren (Prunus persica; Semen; 16), Dang Gui (Angelica sinensis; Radix; 19c), Niu Xi (Achyranthis bidentata; Radix; 16), Chuang Xiong (Ligusticum chuangxiong; Rhizom; 16).

Arzneimittel-Rezeptur. „Zhi Shi Xie Bai Gui Zhi Tang“ (Orangen-Zwiebel-Zimtzweige-Suppe):

- Gua Lou (Trichosanthes kirilowii; Fructus et Semen; 3b)
- Xie Bai (Allium macrostemon; Bulbus; 6)
- Gui Shi (Cinnamomum cassia; Ramuli; 1a)
- Zhi Shi (Citrus aurantium; Fructus immaturus; 6)
- Hou Po (Magnolia officinalis; Cortex; 6)

Chinesische Diätetik.

- empfohlen:
  - Aubergine, Pfirsich (Kompott oder Saft)
  - Carthamus-Tee
  - generell viel Wasser oder neutralen Kräutertee (z. B. Zitronenverbenen-Tee) trinken
- meiden:
  - zu saure, d. h. zusammenziehende Speisen, die die Herz-Blut-Stauung noch unterstützen können, z. B. Zitronen, Essiggurken etc.
  - Durst und zu wenig Flüssigkeitszufuhr
  - hochprozentigen Alkohol

Carthamus-Tee

Wirkt entstauend

für 1 Person | 3 min
1 TL Carthamus-Blüten
150 ml Wasser

- Carthamus-Blüten mit kochendem Wasser übergießen und 3 min ziehen lassen.
- Täglich 1–2 Tassen davon trinken.

Reis mit Curcuma longa und Ratatouille-Gemüse

Provenzialisches Gemüse bei Herz-Blut-Stauung

für 2 Personen | 30 min
1 Zucchini
1 rote Paprika
1 große Aubergine
1 Zwiebel
Olivenöl
1 Tasse Reis (= 200 g)
2 Tassen Wasser
1 TL Curcuma

- Reis mit Wasser und Curcuma aufkochen lassen, danach Kochplatte abdrehen und Reis ca. 10 min nachquellen lassen.
- Die Zwiebel kleinschneiden und mit den restlichen Zutaten in etwas Olivenöl ca. 10 min andünsten und als Ratatouille-Gemüse servieren.

Gefüllte Aubergine mit Quark-Emmentaler-Füllung

Aubergine bei Herz-Blut-Stauung

für 2 Personen | 60 min
1 Aubergine
200 g Magerquark
etwas Sahne
1 Prise Rosenpaprika
2 EL Pinienkerne oder 1 EL Mandelscheibchen
1 Knoblauchzehe
geriebener Emmentaler
Salz
1 Bund glatte Petersilie
1 EL Zitronensaft

- **Füllung:** In eine Schüssel Magerquark, Sahne, Rosenpaprika, Pinienkerne oder Mandelscheibchen, zerdrückte Knoblauchzehe und geriebenen Emmentaler geben. Mit Salz abschmecken. Zum Schluss 3 EL gehackte Petersilie und Zitronensaft darunterheben.
- **Auberginen:** Auberginen halbieren, in der Mitte aushöhlen und kurz in Salzwasser blanchieren. Die ausgehöhlten Auberginenhälften mit der Masse füllen. Anschließend bei 180 °C für 30 min bei Umluft oder 40 min bei Ober- und Unterhitze backen [7].

Jujuba-Dattel-Tee

Jujubendattel-Getränk bei Herz-Blut-Stauung

für 1 Person | 25 min
6 Jujuba-Datteln
250 ml Wasser

- Jujuba-Datteln in 250 ml Wasser 20 min köcheln.
- Wasser abseihen und als Tee trinken, Früchte anschließend essen.

3.2.6 Schleimblockierung der Herzöffnung (Tan-Mi-Xin-Qiao 痰迷心窍)/Schleim-Feuer stört das Herz (Tan-Huo Rao-Xin 痰火擾心)

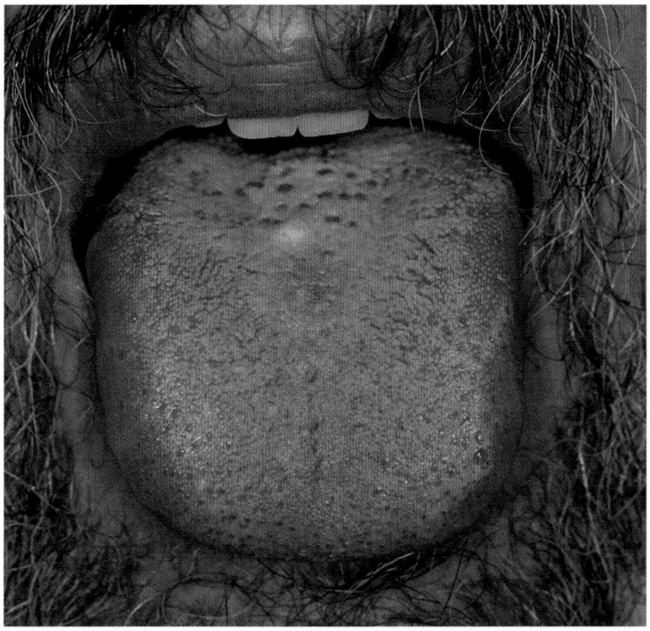

▸ **Abb. 3.18** Mann, 62 Jahre: depressive Verstimmung, Schwäche.

Zunge. Weißlich.

Zungenkörper. Schlaff, ohne Spannung.

Zungenbelag. Weiß oder gelblich, dick und klebrig.

Zungenspitze. Etwas gerötete, körnige Papillen an der Zungenspitze.

Zungenränder. Rot.

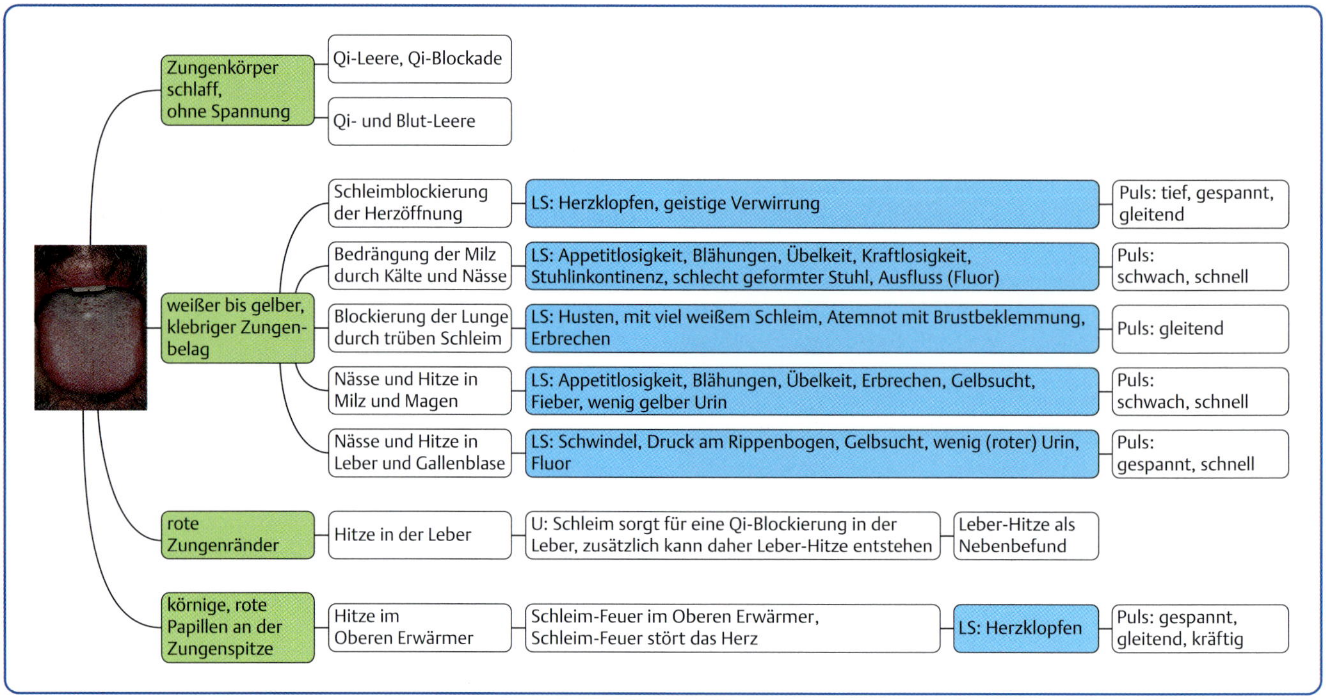

▸ **Abb. 3.19** Schleimblockierung der Herzöffnung/Schleim-Feuer stört das Herz.

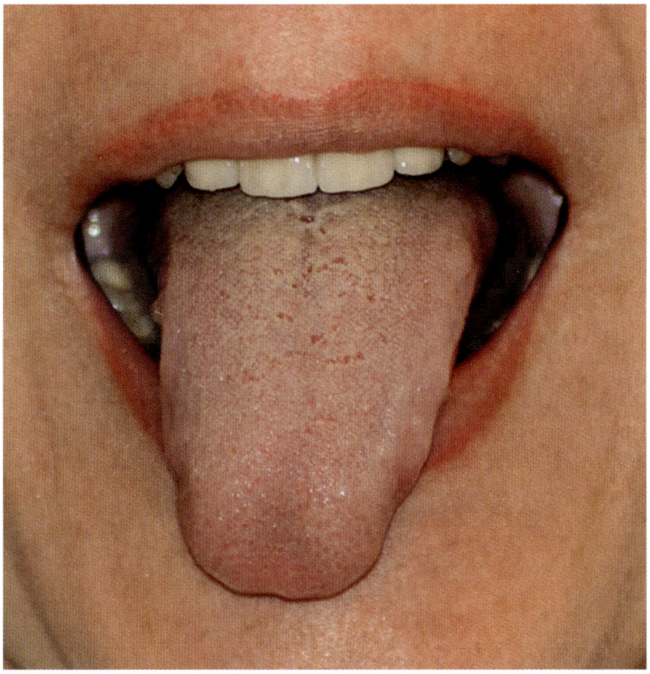

► **Abb. 3.20** Frau, 41 Jahre: mittelschwere Depression, Herzklopfen beim Einschlafen, Schlafstörungen.

Zunge. Weißlich.

Zungenkörper. Angespannt.

Zungenbelag. Gelblich-weiß, dick.

Zungenränder. Leichte Zahneindrücke, links stärker als rechts.

Zungenspitze. Ausrichtung der Zunge nach rechts.

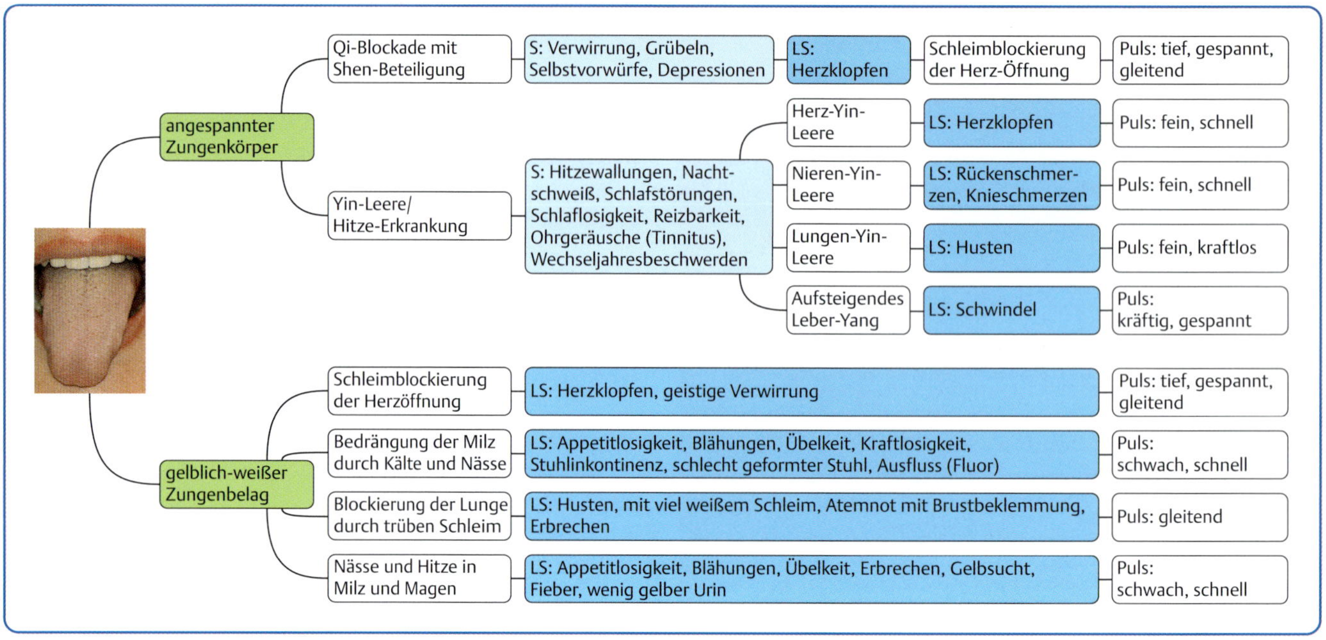

▸ **Abb. 3.21** Schleimblockierung der Herzöffnung/Schleim-Feuer stört das Herz.

Allgemeines

Ursache. Psychische Erregung.

Pathologie. Qi-Verknotung bzw. Qi-Blockade erzeugt Nässe, die sich zu dickflüssigem Schleim umwandelt, welcher in Folge das Herz-Zentrum blockiert.

Allgemeine Symptome. Geistige Verwirrung, fixe Ideen, untypisches Verhalten.

Spezielle Symptome. Erregung, Schlaflosigkeit, Schreckhaftigkeit, bitterer Mundgeschmack.

Zunge. Weißer oder gelber, klebriger Belag (Zungenkörper: rot oder normal).

Puls. Gespannter, gleitender Puls, besonders an der 1. Pulstaststelle Cun 寸.

Therapie

Das Herz kühlen und das Feuer beruhigen. Den Schleim lösen und das Qi leiten.

Akupunktur. Ma 40 (*Feng Long*; Reiche Fülle), Mi 9 (*Yin Ling Quan*; Quelle des Yin-Hügels), Mi 6 (*San Yin Jiao;* Kreuzung der 3 Yin-Meridiane), KG 12 (*Zhong Wan*; Mittlerer Magenteil) Ma 36 (*Zu San Li*; 3 Längen zum Fuß), Di 11 (*Qu Chi*; Gebogenes Wasserbecken).

Chinesische Arzneimittel. Ban Xia (Pinellia ternata; Rhizoma; 3a), E Zhu (Curcuma zedoaria; Rhizoma; 16), Zhi Ke (Citrus aurantium; Fructus immaturus; 6), Fu Ling (Poria cocos; Mycelium; 13a), Bai Zhu (Atractylodes macrocephala; Rhizoma; 19a).

Arzneimittel-Rezeptur. „Dao Tan Tang" (schleimherausleitende Suppe):
- Tian Nan Xing (Arisaema consanguineum; Rhizoma; 3a)
- Zhi Shi (Citrus aurantium; Fructus immaturus; 6)
- Jue Pi (Citrus reticulata; Pericarpium; 6)
- Ban Xia (Pinellia ternata; Rhizoma; 3a)
- Fu Ling (Poria cocos; Mycelium; 13a)
- Zhi Gan Cao (Glycyrrhiza uralensis; Radix et Rhizoma; 19a)

Chinesische Diätetik.
- empfohlen:
  - alle Milz-Qi-stärkenden Lebensmittel (Kap. Therapie)
  - erfrischende bis kühlende Lebensmittel
  - Hiobstränensamen als Getreidebrei bzw. Beilage zu Gemüse oder mit Reis oder Hirse gemischt
  - Vollkornprodukte
  - Keimlinge von Mungobohnen, Chicorée
  - grüner Tee
- meiden:
  - heiße Lebensmittel aus der Wandlungsphase Feuer
  - schleimbildende Lebensmittel (Banane, Milchprodukte, Weißmehlprodukte, Zucker, Marmelade)

Vollkornbrot mit Mungobohnen-Sprossen

Ein Hitze kühlender Vollkornsnack

für 1 Person | 3 min
Vollkornbrot
Butter
1 Prise Fleur de Sel
frische Mungobohnen-Sprossen
- Vollkornbrot mit Butter bestreichen, mit Fleur de Sel bestreuen.
- Frische Mungobohnen-Sprossen darübergeben.

Chicoréesalat mit Blutorangenstückchen

Vitalisierend

für 2 Personen | 15 min
2 Chicorée
1 Blutorange
Balsamico-Essig
Olivenöl
Salz
2 EL Sahne
Curry
- Salat waschen und in Streifen schneiden.
- Die Blutorange in Stückchen schneiden.
- Aus den restlichen Zutaten ein Dressing zubereiten und darübergießen.

3.2.7 Aufflammen des Herz-Feuers/üppig gestautes Herz-Feuer (Xin-Huo Kang-Cheng 心火亢盛)

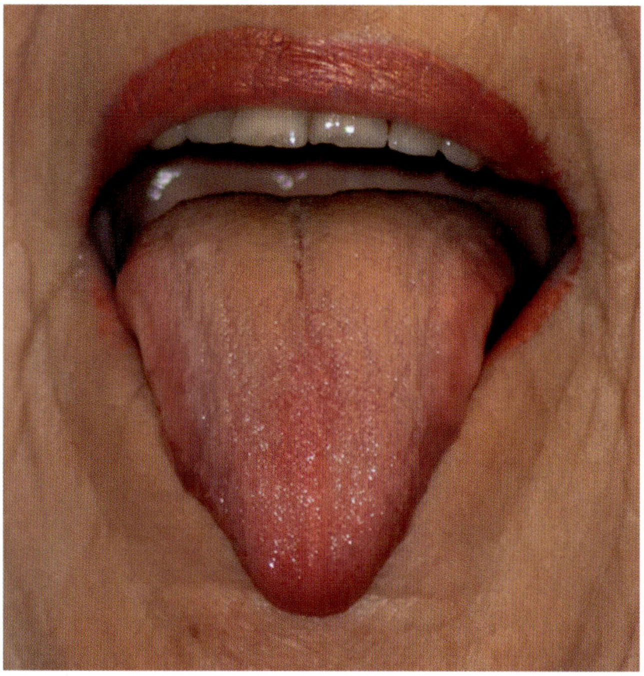

► **Abb. 3.22** Frau, 68 Jahre: Nervosität und Schlafstörungen mit Herzklopfen.

Zunge. Rot sowie Entzündungen oder Geschwüre im Mund und auf der Zunge.

Zungenkörper. Sehr klein, mit violetten Arealen, rosarot und trocken.

Zungenbelag. Wenig, etwas gelblich (= Herz-Feuer).

Zungenränder. Rot.

Zungenspitze. Kleine Verdickung; Rötung, die als brennend geschildert wird.

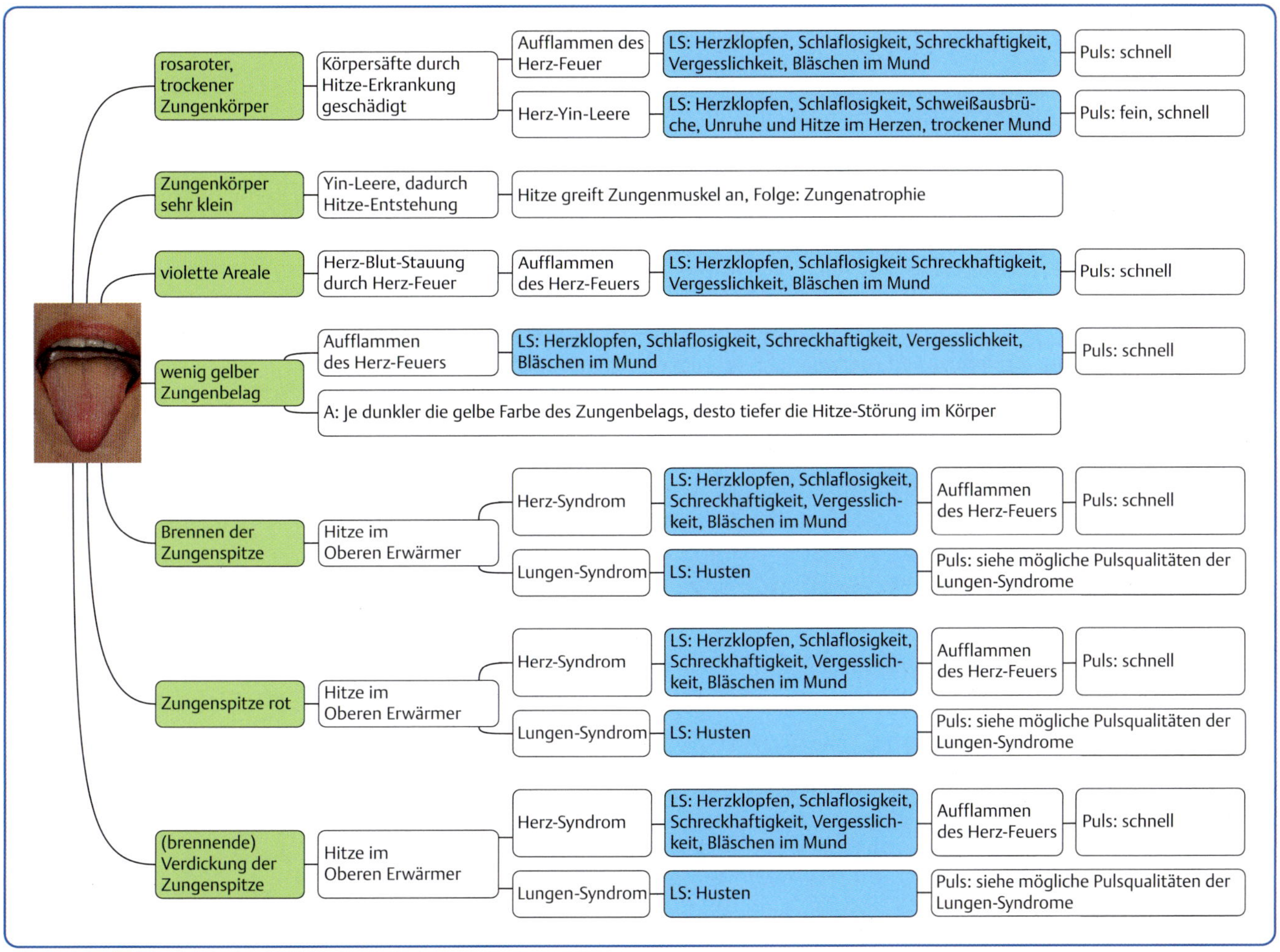

▸ **Abb. 3.23** Aufflammen des Herz-Feuers/üppig gestautes Herz-Feuer.

Allgemeines

Ursachen.
- psychische Erregung erzeugt Feuer im Inneren
- 6 Störungen (Wind, Kälte, Hitze, Nässe, Trockenheit und Feuer) sind im Inneren gestaut
- zu scharf gewürzte Speisen
- Übermaß an stärkenden, tonisierenden Medikamenten

Pathologie. Das Herz-Feuer belästigt das Shen oder verletzt das Yin und bewegt das Blut.

Allgemeine Symptome. Schlaflosigkeit, Herzklopfen, Schreckhaftigkeit, Gedächtnisschwäche.

Spezielle Symptome. Erregung, chronische Schlaflosigkeit, trockener Mund, Ausschlag an Mund und Zunge, Bluterbrechen, Nasenbluten.

Zunge. Rote Zunge, Ausschlag an Mund und Zunge (Zungenkörper: rot).

Puls. Schnell, besonders an der 1. Pulstaststelle Cun 寸.

Therapie

Kühlen und Ableiten des Herz-Feuers, Yin-Stärkung.

Akupunktur. Mi 6 (*San Yin Jiao*; Kreuzung der 3 Yin-Meridiane), Di 4 (*He Gu*; Treffpunkt im Tal), Pe 6 (*Nei Guan*; Innere Schranke), Pe 7 (*Da Ling*; Großer Grabhügel), Di 11 (*Qu Qi*; Gebogenes Wasserbecken).

Chinesische Arzneimittel. Huang Lian (Coptis chinensis; Radix; 2c), Huang Qin (Scutellaria baicalensis; Radix; 2c), Mai Men Dong (Ophiopogon japonicus; Radix; 19d), Zhi Zi (Gardenia jasminoides; Fructus; 2a).

Arzneimittel-Rezeptur. „Dao Chi Tang" (Suppe bei äußerst starkem Herz-Feuer):
- Sheng Di Huang (Rehmannia glutinosa; Radix; 2b)
- Chuan Mutong (Clematis armandi; Caulis; 13a)
- Dan Zhu Ye (Lophaterum gracile; Foliae; 2a)
- Gan Cao (Glycyrrhiza uralensis; Radix; 19a)

Chinesische Diätetik.
- empfohlen:
  - gekeimte Weizenkörner, frisch gemahlene Haferkörner als Brei gekocht (Haferbrei)
  - Rucola, Löwenzahnblätter, Spargel
  - grüner Tee
- meiden:
  - thermisch heiße Lebensmittel, Grillfleisch
  - hochprozentiger Alkohol
  - scharfe Gewürze (z. B. Chili)

Rucola-Löwenzahn-Salat mit dunklem Balsamico-Olivenöl-Dressing

Leichte Küche, Hitze kühlend

für 2 Personen | 10 min
75–100 g Rucola
75–100 g Löwenzahnblätter
dunkler Balsamico-Essig
etwas Olivenöl
- Rucola und Löwenzahn waschen.
- Essig und Ölivenöl miteinander verrühren und das Dressing mit Salz und etwas Pfeffer abschmecken.

3.3
Milz-Syndrome 脾

3.3.1 Milz-Qi-Leere (Pi-Qi-Xu 脾 氣 虛)

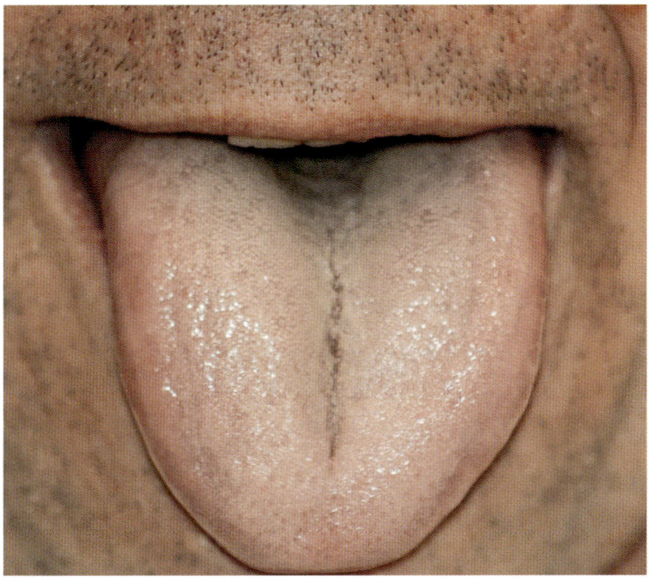

▶ **Abb. 3.24** Mann, 60 Jahre: Adipositas per magna mit Verdauungsstörungen.

Zunge. Hell und zart.

Zungenkörper. Hell, deutlich geschwollen.

Zungenbelag. Weiß, eher dünn, hell und feucht; tiefe Mittelfurche im Bereich des Mittleren Erwärmers bis zum Oberen Erwärmer.

Zungenränder. Ebenfalls geschwollen, evtl. Zahneindrücke.

Zungenspitze. Normal.

Merke

Eine Verminderung der Proteine im Blutplasma vermindert die Wasserbindefähigkeit in den Blutgefäßen. Die Folge: Wasser tritt in das umliegende Gewebe aus, was zu einer geschwollenen Zunge führt.

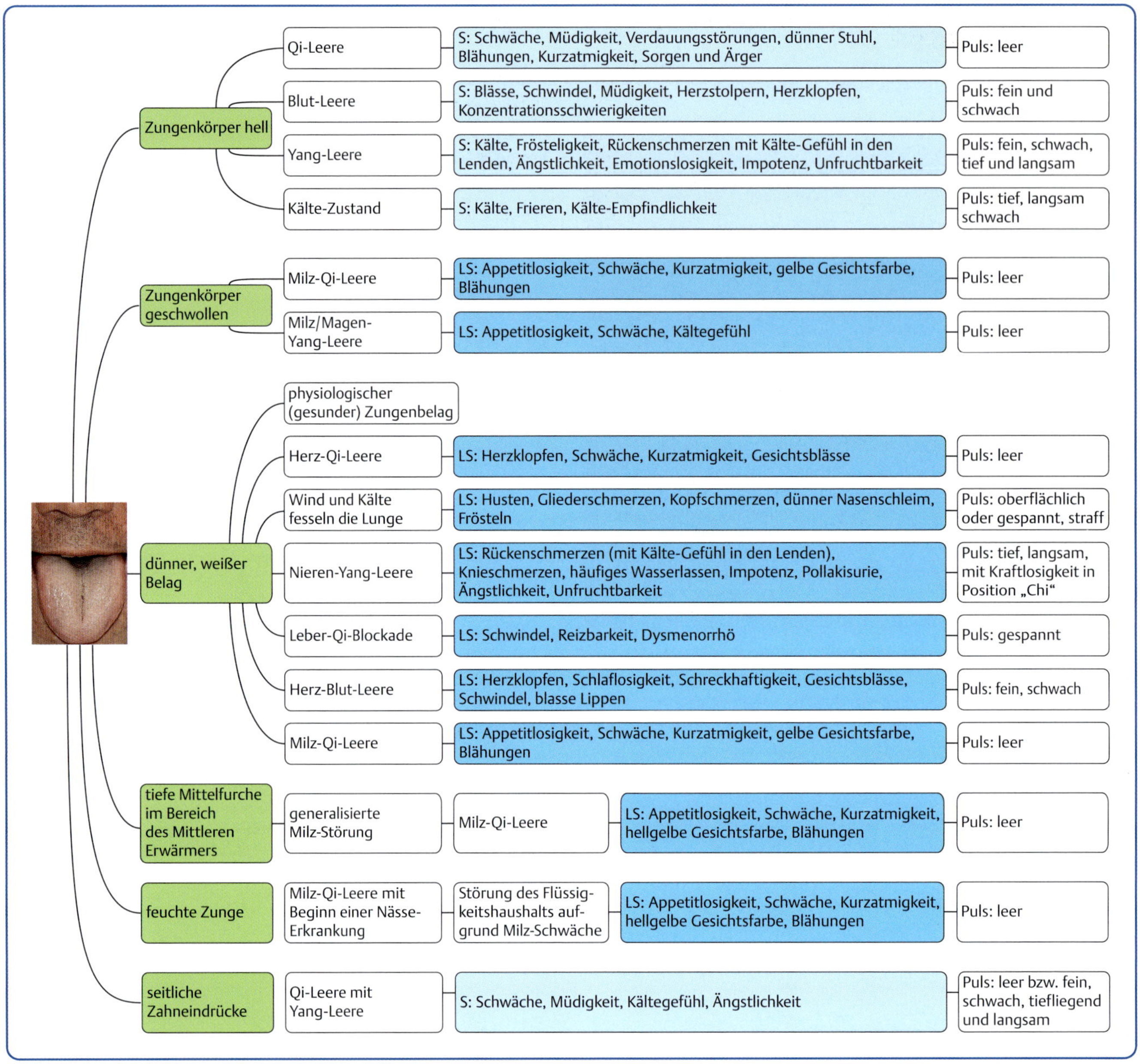

▸ **Abb. 3.25** Milz-Qi-Leere.

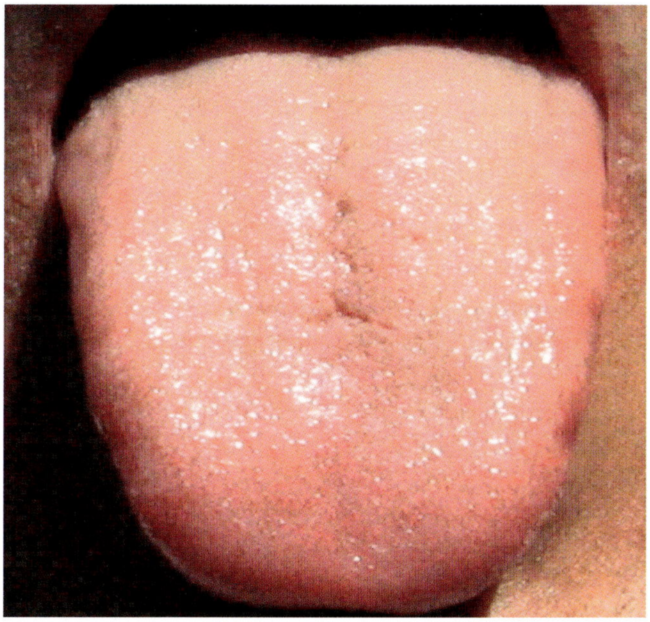

▸ **Abb. 3.26** Mann, 39 Jahre: Verdauungsstörungen, Blähungen, hohe geistige Arbeitsbelastung.

Zunge. Hell und zart.

Zungenkörper. Hell, feine Risse im Bereich des Mittleren Erwärmers; geschwollen.

Zungenbelag. Weiß, kann dünn oder etwas dicker sein.

Zungenränder. Seitliche Zahneindrücke (Qi-Leere).

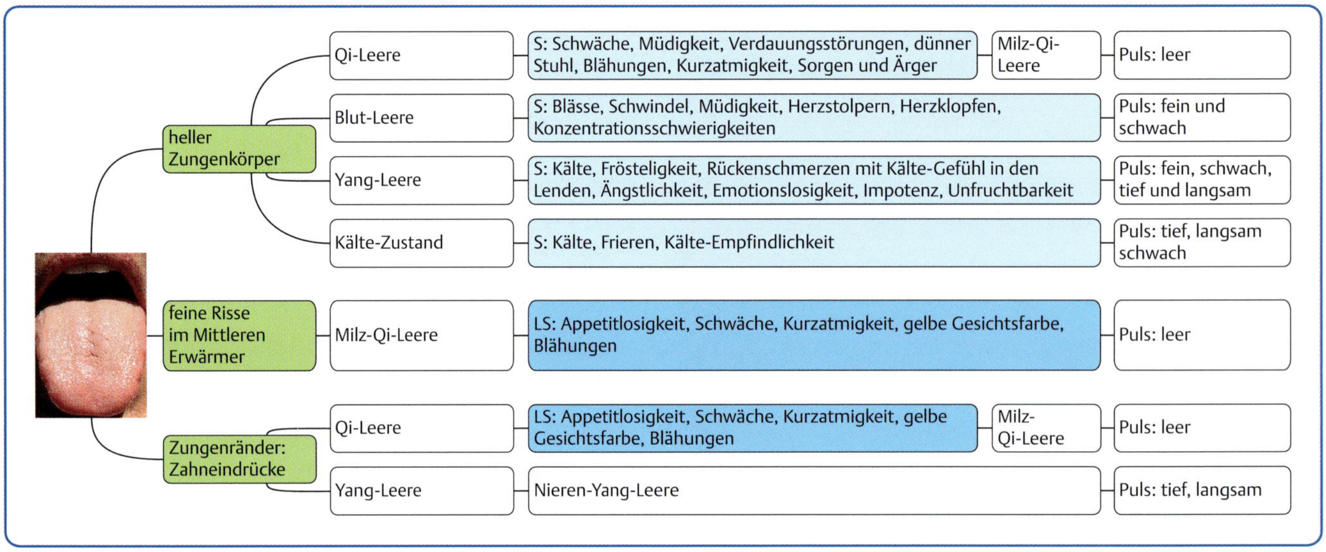

▶ **Abb. 3.27** Milz-Qi-Leere.

Allgemeines

Ursache.

- leere und schwache Konstitution
- überanstrengung
- unregelmäßiges oder zu reichliches Essen
- starke geistige Tätigkeit mit Stress (Prüfungsphasen)
- innere Schädigung des Milz-Qi

Pathologie.

1. Transport-Funktion der Milz ist ungenügend.
2. Qi des Mittleren Erwärmers (Milz – Pankreas/Magen) ist ungenügend.
3. Qi der Milz ist leer und schwach, Qi kann Blut nicht halten.

Allgemeine Symptome. Appetitlosigkeit, Kraftlosigkeit, Kurzatmigkeit, Verlangen nach Süßigkeiten, hellgelbe oder weiße Gesichtsfarbe.

Spezielle Symptome.

1. Blähungen, Völlegefühl nach dem Essen, dünner, nicht geformter Stuhl
2. chronischer Durchfall, Analprolaps, Uterusprolaps, Senkung der übrigen inneren Organe
3. Blut im Stuhl, starke Periodenblutung, Blutungen unter der Haut

Zunge. Helle und zarte Zunge mit weißem Belag, der dünn oder etwas dicker sein kann, geschwollene Zunge, evtl. Zahneindrücke (Zungenkörper: hell).

Puls.

1. Leerer und kraftloser Puls, besonders an der 2. Pulstaststelle Guan 關.
2. Leerer und schwacher Puls, besonders an der 2. Pulstaststelle Guan 關.
3. Feiner und schwacher Puls, besonders an der 2. Pulstaststelle Guan 關.

Therapie

- **Bei 1. und 2.: Milz stärken, Qi-Aufbau und Qi-Transport fördern.**
- **Bei 3.: Milz tonisieren, das Blut aufnehmen und stärken.**

Akupunktur. Mi 6 (*San Yin Jiao;* Kreuzung der 3 Yin-Meridiane), Ma 36 (*Zu San Li*; 3 Längen zum Fuß), Mi 10 (*Xue Hai*; Meer des Blutes), Bl 20 (*Pi Shu*; Zustimmungspunkt der Milz).

Chinesische Arzneimittel.

1. und 2.: Bai Zhu (Atractylodes macrocephala; Rhizoma; 19a), Ren Shen (Panax Ginseng; Radix; 19a), Dang Shen (Codonopsis pilulosa; Radix; 19a), Gan Cao (Glycyrrhiza uralensis; Radix; 19a).

3.: Dang Gui (Angelica sinensis; Radix; 19c), Shu Di (Rehmannia glutinosa fermentata; Radix; 19c).

Arzneimittel-Rezeptur. „Xiang Sha Liu Jun Zi Tang" (Suppe bei schlechter Transportfunktion der Milz):

- Mu Xiang (Saussurea lappa; Radix; 6)
- Sha Ren (Amomum villosum; Fructus; 4)
- Ju Pi (Citrus reticulata; Pericarpium aurantii; 6)
- Ban Xia (Pinellia ternata; Rhizoma; 3a)
- Ren Shen (Panax Ginseng; Radix; 19a)
- Fu Ling (Poria cococ; Mycelium; 13a)
- Bai Zhu (Atractylodes macrocephala; Rhizoma; 19a)
- Gan Cao (Glycyrriza uralensi; Radix et Rhizoma; 19a)
- Sheng Jiang (Zingiber officinale; Rhizoma; 1a)
- Da Zao (Ziziphus jujuba; Fructus maturus; 19a)

Chinesische Diätetik.

- empfohlen:
  - Hirse, Mais, Reis, Weizen, Dinkel, Gerste, Hafer; bevorzugt Vollkornprodukte verwenden
  - Kastanien, Mandeln, Kartoffeln, Lauch, Zwiebel, Kürbis, Hiobstränensamen, Hülsenfrüchte (Sojabohnen, Erbsen, Kichererbsen)
  - Kokosnuss, Kokosmilch
  - Trockenfrüchte wie Feige, Aprikose, Apfel (ungeschwefelt)
  - Zubereitungsform: Suppen und Eintöpfe, fettarmes Kochen oder Dünsten
- meiden:
  - Süßigkeiten (obwohl Verlangen danach besteht)
  - Rohkost
  - Alkohol
  - Weißmehlprodukte
  - zu viele Milchprodukte
  - Wurstwaren mit „versteckten" Fetten (Leberwurst, Mettwurst)
  - Kartoffel-Chips
  - zu fettes Essen, Essen zu spät am Abend

Kichererbsen-Gemüseeintopf

Milz-Qi-stärkend

für 4 Personen | 45 min
1 Dose vorgekochte Kichererbsen (265 g)
500 ml Wasser
2 Dosen Tomaten
1 Prise Chilipulver
1 Karotte
1 Prise Kreuzkümmel
2 EL Curry
Salz, etwas Pfeffer
1 EL Apfelessig
1 TL Paprikapulver (scharf)
1 EL Kokosraspeln
1 EL Rosinen
2 kleine Stangen Frühlingszwiebeln

- Karotte und Frühlingszwiebeln würfen.
- In einen Topf Kichererbsen mit 250 ml Wasser sowie den Tomaten geben.

- Die gewürfelten Frühlingszwiebeln und die Karotte mit den restlichen Zutaten 10 min im Topf mitgaren lassen, 15 min durchziehen lassen, zum Schluss mit Salz abschmecken [7].

Reis-Congee

Stärkt das Milz-Qi und leitet Hitze und Feuchtigkeit aus.

für 1–2 Personen | 3–4h
100 g Reis (Rundkornreis, weiß und geschält)
1 l kaltes Wasser
großer Kochtopf (3–4 l Fassungsvermögen)

- Den Reis in kaltem Wasser im Kochtopf ansetzen (Verhältnis Reis:Wasser ist 1:10) und für 3–4h köcheln lassen, zunächst auf starker, anschließend auf kleinerer Flamme.
- Wenn das Congee nur noch leicht köchelt kann der Topf mit dem Deckel bedeckt werden. Vorsicht vor der starken Schaumbildung!
- Im Kühlschrank 3–4 Tage haltbar.

3.3.2 Milz-Yang-Leere (Pi-Yang-Xu 脾 陽 虚)

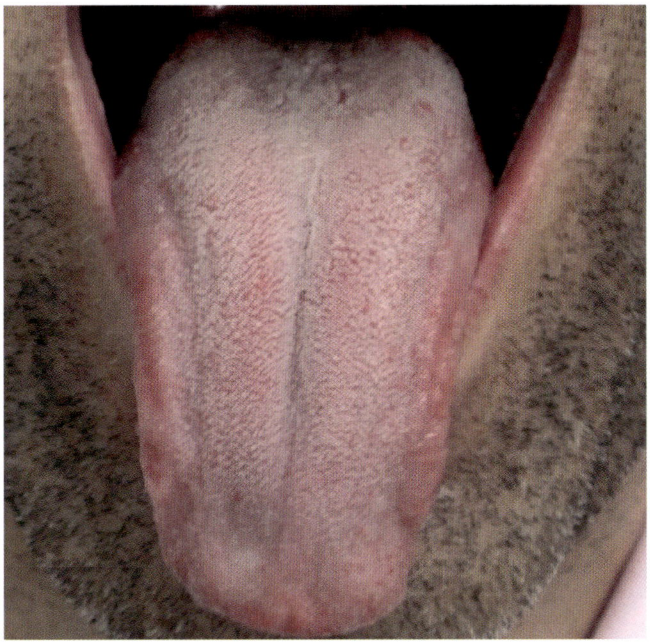

▸ **Abb. 3.28** Mann, 41 Jahre: Verdauungsbeschwerden, Schwäche, Appetitlosigkeit, Stimmungsschwankungen nach Ehescheidung.

Zunge. Hell.

Zungenkörper. Hell, verspannt.

Zungenbelag. Weiß.

Zungenspitze. Feine Kerbe.

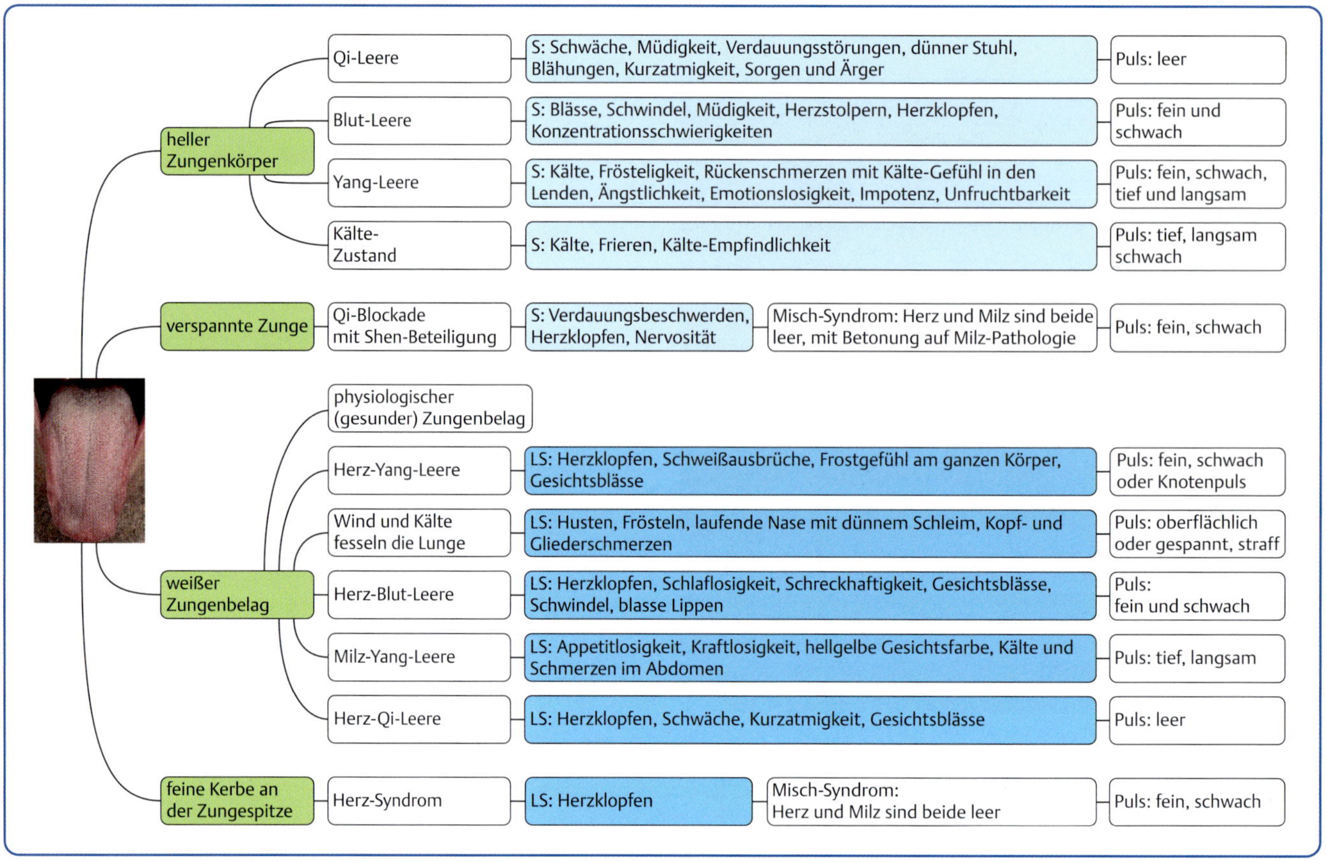

► **Abb. 3.29** Milz-Yang-Leere.

Allgemeines

Ursachen.
- Folge der Milz-Qi-Leere
- große Mengen kalter bzw. roher Speisen, die das Milz-Yang verletzen

Pathologie. Yang-Leere, Kälte im Mittleren Erwärmer (Milz und Magen).

Allgemeine Symptome. Appetitlosigkeit, Kraftlosigkeit, Kurzatmigkeit, hellgelbe oder blasse Gesichtsfarbe.

Spezielle Symptome. Kälte und Schmerzen in der Mitte des Abdomen, die nach dem Essen oder bei Wärmeanwendung leichter werden, Durchfall mit unverdauten Speiseresten, Kälte-Gefühl des Patienten mit kalten Extremitäten.

Zunge. Helle Zunge mit weißem Belag (Zungenkörper: hell).

Puls. Tief liegend, d. h. schwer tastbar, langsam, besonders an der 2. Pulstaststelle Guan 關.

Therapie

Wärmen des Mittleren Erwärmers (Milz und Magen), Stärken des Milz-Yang und damit Stärken des Qi.

Akupunktur. Mi 6 (*San Yin Jiao*; Kreuzung der 3 Yin-Meridiane), KG 6 (*Qi Hai*; Meer des Qi und Moxibustion), Ma 36 (*Zu San Li*; 3 Längen zum Fuß), Bl 20 (*Pi Shu*; Zustimmungspunkt der Milz).

Chinesische Arzneimittel. Bai Zhu (Atractylodes macrocephala; Rhizoma; 19a), Dang Shen (Codonopsis pilulosa; Radix; 19a), Gan Jiang (Zingiber officinale; 10), Ren Shen (Panax Ginseng; Radix; 19a), Gan Cao (Glycyrrhiza uralensis; Radix; 19a), Rou Gui (Cinnamomum cassia; Cortex; 10).

Arzneimittel-Rezeptur. „Li Zhong Tan" (die Mitte regulierende Suppe):
- Ren Shen (Radix Ginseng; Radix; 19a)
- Bai Shu (Atractylodes macrocephala; Rhizoma; 19a)
- Gan Jiang (Zingiber officinale; Rhizoma; 10)
- Can Gao (Glycyrrhiza uralensis; Radix et Rhizoma; 19a)

Chinesische Diätetik.
- empfohlen:
  - Jogi-Tee, Ingwertee, Kürbissuppe mit Ingwer, Kartoffelpüree
  - warme Getreidebreie zum Frühstück
  - Kraftsuppen
- meiden:
  - kalte und kühlende Speisen, z. B. Joghurt
  - einseitige Salat-Ernährung
  - Zitrusfrüchte im Winter
  - Verzicht auf warmes Essen (Zeitmangel)

Merke
Milz und Magen mit wärmenden Speisen stärken. Die richtige Ernährung, die das Milz-Yang stärkt, ist bei diesem Syndrom besonders wichtig, da wie oben erwähnt gerade diätetische Fehler das Syndrom verursachen können.

Ingwer-Linsen in Kokoscreme

Exotisch und yangisierend

für 2–3 Personen | 35 min
3 EL Sonnenblumenöl
1 große Tasse rote Linsen
1 Zwiebel
1 Knoblauchzehe
2 × 3 cm großes Stück Ingwer
3 Tassen Gemüsebrühe
1 Dose (= 4–5) geschälte Tomaten
½ TL Paprikapulver
1 Karotte
½ Stange Lauch
frische Petersilie
1 Prise Chilipulver
½ Dose Kokosmilch
1–2 EL Curry

- Öl erhitzen, kleingeschnittene Zwiebel darin anbraten, rote Linsen unter Rühren hinzufügen.
- Gemüsebrühe, Tomaten, Paprikapulver, gewürfelt Karotte, Lauch (halbiert und in Scheiben geschnitten), Salz, gehackte Petersilie, Chilipulver und Kokosmilch hinzufügen.
- Zum Schluss eine zerdrückte Knoblauchzehe und Curry hinzufügen, nochmals kurz aufkochen lassen.
- Mit oder auch ohne Reis servieren [7].

3.3.3 Bedrängung der Milz durch Kälte und Nässe (Han-Shi Kun-Pi 寒濕困脾)

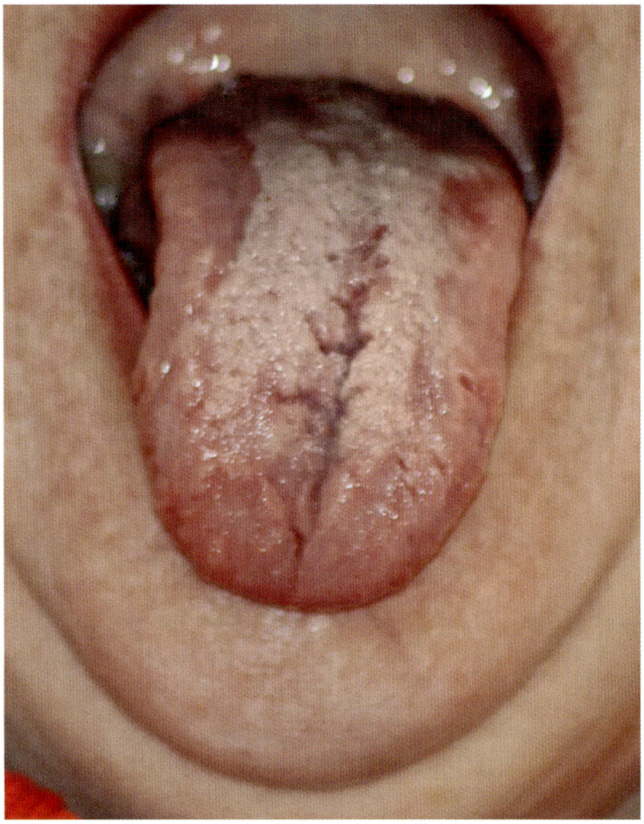

▸ **Abb. 3.30** Frau, 71 Jahre: chronische Diarrhö, Lebensmittelunverträglichkeiten, Stuhlinkontinenz.

Zunge. Weißlich, schief.

Zungenkörper. Hell, rissig; tiefer, zerklüfteter Riss im Bereich des Mittleren Erwärmers bis zum Oberen Erwärmer, zusätzlich viele kleine Risse.

Zungenbelag. Dick, klebrig und weiß; ausgesparter Zungenbelag (= „Landkartenzunge").

Zungenspitze. Gerötet mit leichten Bläschen an der Spitze und den seitlichen Zungenrändern im vorderen Bereich.

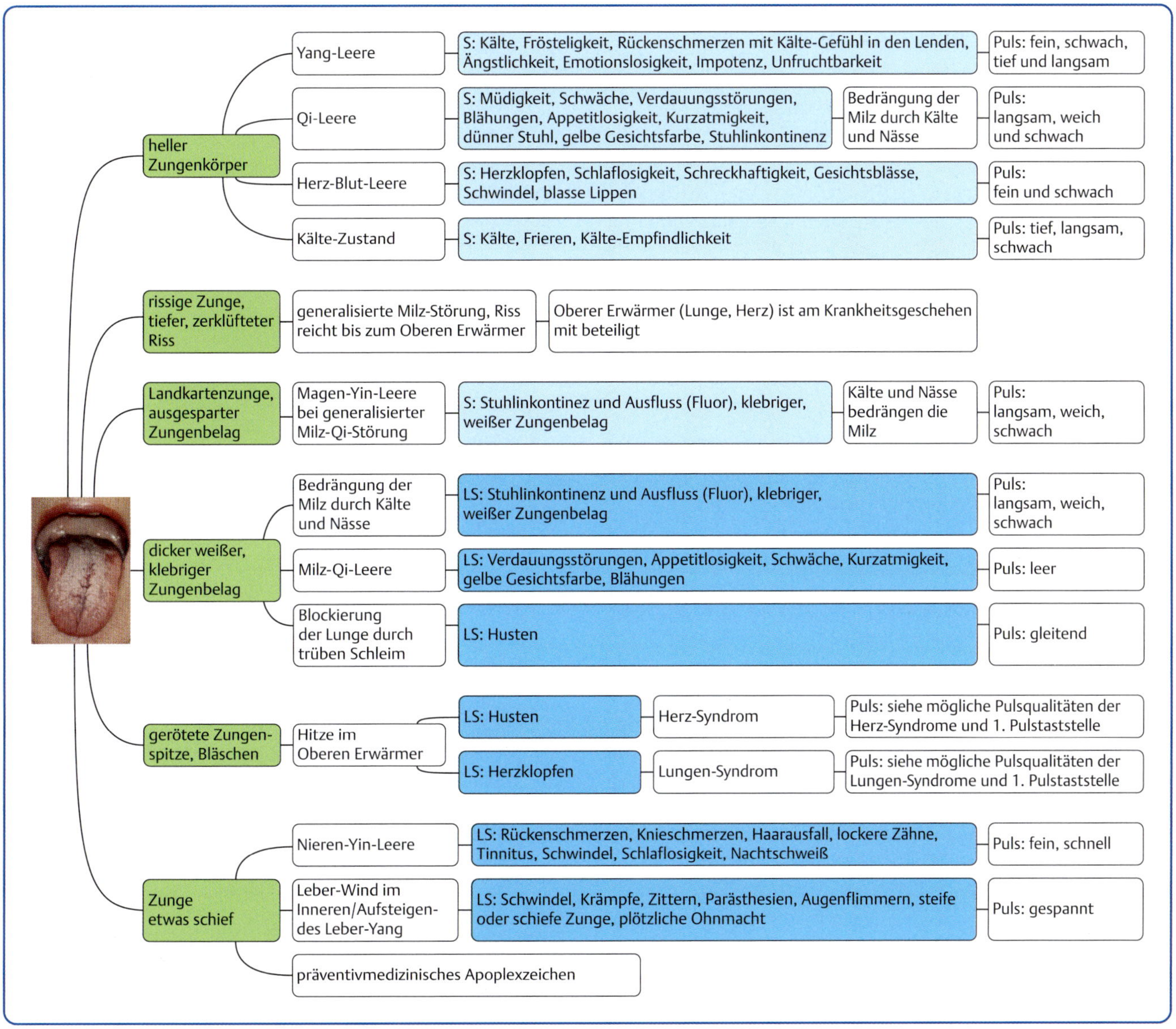

▸ **Abb. 3.31** Bedrängung der Milz durch Kälte und Nässe.

Allgemeines

Ursachen.

- zu viele kalte Speisen und Getränke
- Erkältung durch Regen und Nässe, die von Außen in den Körper dringt („Sturz ins kalte Wasser")

Pathologie. Blockierung von Kälte und Nässe im Mittleren Erwärmer, wodurch die Transport- und Umwandlungsfunktion gestört ist.

Allgemeine Symptome. Appetitlosigkeit, Druck- und Völlegefühl im Ober- und Unterbauch, Blähungen, übelkeit und Erbrechen, kraftloser Körper, schwerer Kopf, Müdigkeit, schlechtes Wasserlassen, klebriger Zungenbelag, schwacher Puls.

Spezielle Symptome. Kraftlosigkeit, schwerer Kopf und Körper, nicht geformter Stuhl, spontaner Stuhlabgang, schlechtes Wasserlassen, kein Durst, Ausfluss bei Frauen.

Zunge. Dicker, klebriger, weißer Belag (Zungenkörper: hell).

Puls. Langsam, weich und schwach, besonders an der 2. Pulstaststelle Guan 關.

Therapie

Wärmen und Stärken des Mittleren Erwärmers (Milz-Pankreas und Magen), Leiten des Qi und Auflösen der Nässe.

Akupunktur. Mi 9 (*Yin Ling Quan*; Quelle des Yin-Hügels), KG 6 (*Qi Hai*; Meer des Qi und Moxibustion), Ma 36 (*Zu San Li*; 3 Längen zum Fuß), Di 11 (*Qu Qi*; Gebogenes Wasserbecken).

Chinesische Arzneimittel. Hou Po (Magnolia officinalis; Cortex; 6), Cang Zhu (Atractylodes lancea; Rhizoma; 4), Ju Pi (Citrus reticulata; Pericarpium aurantii; 6), Fu Ling (Poria cocos; Mycelium; 13a), Bai Zhu (Atracctylodes macrocephala; Rhizoma; 19a), Zhu Ling (Grifola umbellata; Mycelium; 13a), Ze Xie (Alisma plantago; Rhizoma; 13a).

Arzneimittel-Rezeptur. „Wei Ling Tang" (Nässe abwehrende Suppe):

- Hou Po (Magnolia officinalis; Cortex; 6)
- Cang Zhu (Atractylodes lancea; Rhizoma; 4)
- Ju Pi (Citrus reticulata; Pericarpium aurantii; 6)
- Can Gao (Glycyrrhiza uralensis; Radix et Rhizoma; 19a)
- Gui Shi (Cinnamomum cassia; Ramuli; 1a)
- Bai Zhu (Atractylodes macrocephala; Rhizoma; 19a)
- Fu Ling (Poria cocos; Mycelium; 13a)
- Zhu Ling (Grifola umbellata; Mycelium; 13a)
- Ze Xie (Alisma plantagot; Rhizoma; 13a)

Chinesische Diätetik.

- empfohlen:
  - (warme) Getränke, Ingwertee, Jogi-Tee
  - Kardamom, Ingwerwurzel, Galgantwurzel, Pfeffer, Zimt, Schnittlauch
  - Cashewnüsse
- meiden:
  - kalte, befeuchtende Lebensmittel (z. B. Joghurt)

Kraftsuppe mit Huhn, Curry, gehackten Cashewnüssen und Reis

Wärmend

für 2 Personen | 45 min
3 Hühnerkeulen
3–4 EL Olivenöl
1 Zwiebel
1 Bund Suppengrün (= 1 Karotte, 1 Stange Lauch, 1 Stück Sellerie)
2 TL Curry
1,5 l Gemüsebrühe
1 Stück frischer Ingwer
50 g Cashewnüsse
½ Tasse (= 100 g) Basmatireis

- Die Hühnerkeulen in Olivenöl anbraten.
- Das fein gewürfelte Suppengrün und die gehackte Zwiebel hinzufügen, ebenso den gewürfelten Ingwer und das Currypulver unterrühren, mit Gemüsebrühe aufgießen und 20 min köcheln lassen.
- Anschließend den Reis in die kochende Suppe hineingießen und für 10 min ziehen und quellen lassen.

3.3.4 Nässe und Hitze in Milz und Magen (Pi-Wei Shi-Re 脾 胃 濕 熱)

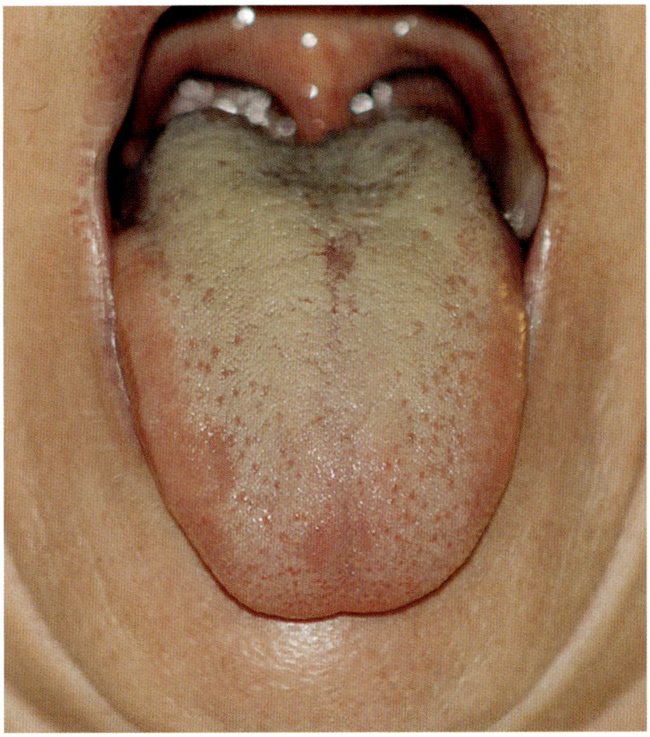

► **Abb. 3.32** Frau, 52 Jahre: Migräne mit Übelkeit.

Zunge. Gelblich.

Zungenkörper. Geschwollen, normal gefärbt.

Zungenbelag. Weißlich-gelb, klebrig.

Zungenspitze. Etwas eingezogen, Zungenpapillen etwas gerötet.

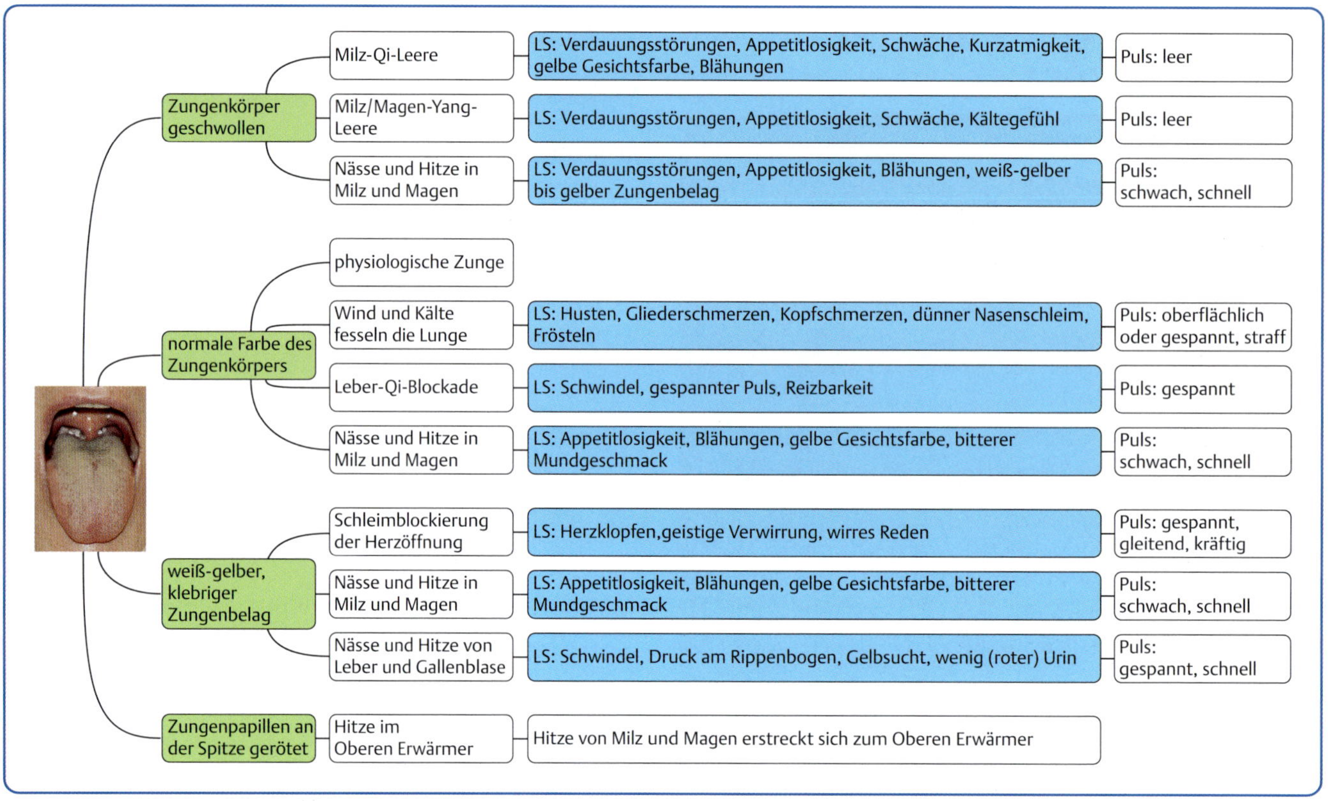

▶ **Abb. 3.33** Nässe und Hitze in Milz und Magen.

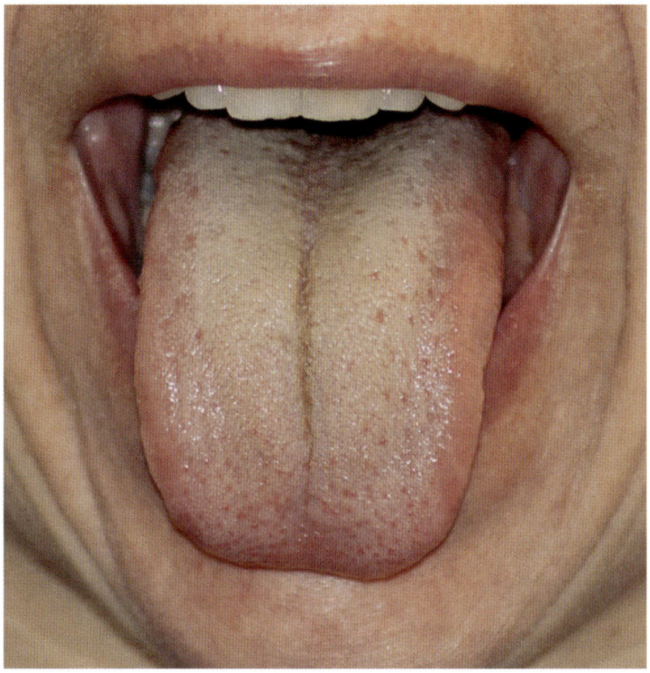

▸ **Abb. 3.34** Frau, 43 Jahre: Kopfschmerzen, Sodbrennen und Übelkeit.

Zunge. Gelblich.

Zungenkörper. Farbe normal.

Zungenbelag. Deutlich abgegrenzt gelblich-weiß (= Nässe im Mittleren Erwärmer), tiefe Mittelfurche vom Mittleren in den Oberen Erwärmer.

Zungenspitze. Etwas eingezogen und leicht gerötete Papillen (= Hitze).

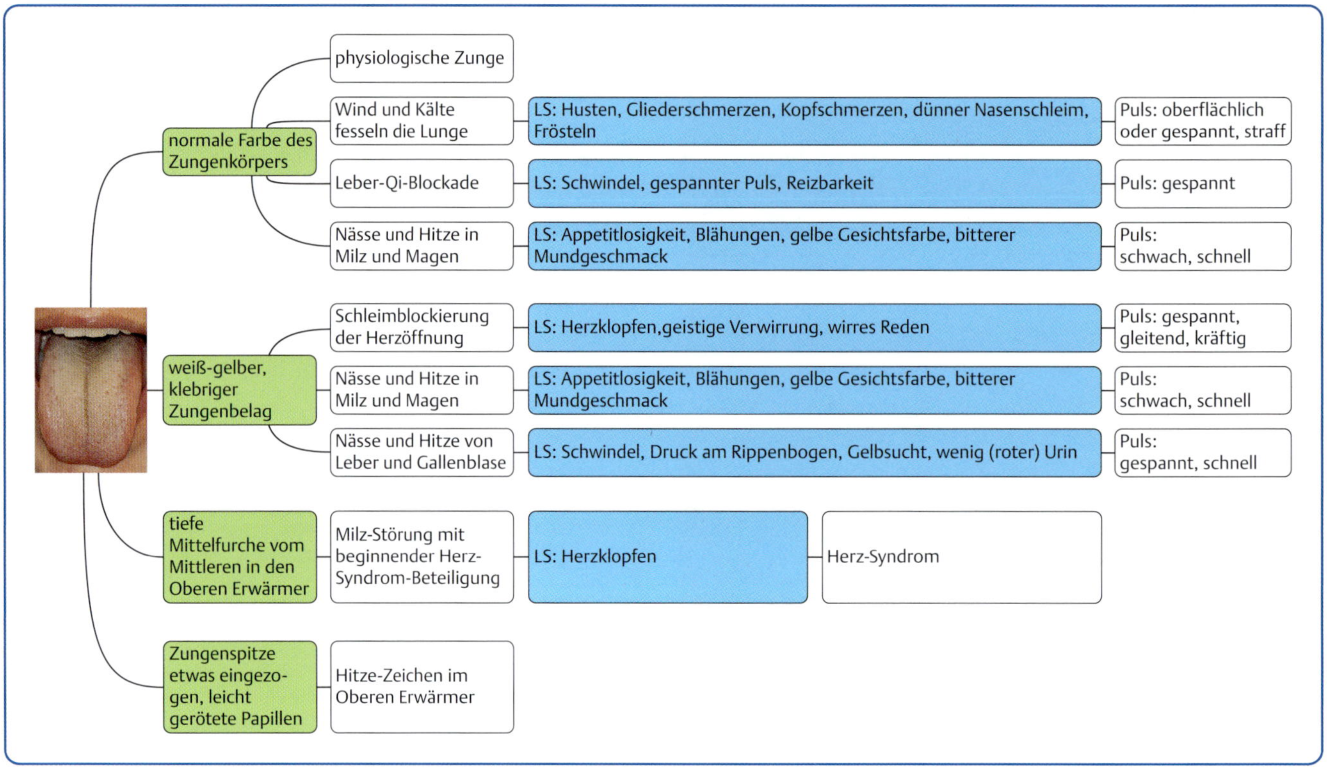

► **Abb. 3.35** Nässe und Hitze in Milz und Magen.

Allgemeines

Ursache.
- gestaute Nässe entwickelt Hitze
- zu fettes, süßes Essen und Trinken
- wechselseitige Blockierung von Milz-Nässe und Magen-Hitze

Pathologie. Nässe und Hitze sind im Inneren gestaut, die Transportfunktion der Milz ist beeinträchtigt, dadurch wird die Ausscheidung von Gallenflüssigkeit aus Leber und Galle behindert.

Allgemeine Symptome. Appetitlosigkeit, Blähungen, Übelkeit und Erbrechen, kraftloser Körper, Müdigkeit, klebriger Zungenbelag, schwacher Puls.

Spezielle Symptome. Sodbrennen, Fieber, bitterer Mundgeschmack, wenig Ausscheidung von konzentriert-gelbem Urin, evtl. Gelbsucht („Yang-Gelb") mit leuchten gelb-roter Farbe des Gesichts und der Augen.

Zunge. Gelber, klebriger Zungenbelag (Zungenkörper: Farbe hell, normal oder rot).

Puls. Schwach und schnell, besonders an der 2. Pulstaststelle Guan 關.

Therapie

Kühlen und Ausscheiden von Nässe und Hitze in Milz und Magen.

Akupunktur. Di 11 (*Qu Chi*; Gebogenes Wasserbecken), Ma 44 (*Nei Ting*; Kleiner Innenhof), Mi 9 (*Yin Ling Quan*; Quelle des Yin-Hügels), Mi 6 (*San Yin Jiao*; Kreuzung der 3 Yin-Meridiane), Ni 7 (*Fu Li*; Fortgesetzter Fluss), Ma 36 (*Zu San Li*; 3 Längen zum Fuß).

Chinesische Arzneimittel. Bai Zhu (Atractylodes macrocephala; Rhizoma; 19a), Huang Lian (Coptis chinensis; Rhizoma; 2c), Fu Ling (Poria cocos; Mycelium; 13a), Zhu Ling (Grifola umbellata/Polyporus; Mycelium; 13a), Zhi Zi (Gardenia jasminoides; Fructus; 2a), Da Huang (Rheum palmatum; Rhizoma; 7a).

Arzneimittel-Rezeptur. „Yin Chen Wu Ling Tang" (Artemisia-Grifola-Suppe):
- Yin Chen (Artemisia capillaris; Herba; 13b)
- Gui Zhi (Cinnamomum cassia; Ramuli; 1a)
- Bai Zhu (Atractylodes macrocephala; Rhizoma; 19a)
- Zhu Ling (Grifola umbellata; Mycelium; 13a)
- Fu Ling (Poria cocos; Mycelium; 13a)
- Ze Xie (Alisma plantago; Rhizoma; 13a)

Chinesische Diätetik.
- empfohlen:
  - Weizen, Gerste
  - Kochbanane, Artischocke, Radieschen, Petersilienwurzel
- meiden:
  - fettes und süßes Essen
  - Alkohol

Artischockensalat

Kühlend

für 2–3 Personen | 10 min
2 Dosen Artischockenherzen
Balsamico-Essig
Kürbiskern-Öl
1 Stück Parmesan (10–20 g)
- Die Artischocken-Herzen halbieren und in einer flachen Schüssel anrichten.
- Essig und etwas Kürbisöl darübergeben.
- Mit frisch geriebenem Parmesan bestreuen.

Petersilienwurzelsuppe

Regenerierend und Nässe ausleitend

für 2 Personen | 40 min
300 g Petersilienwurzeln
30 g Butter oder 3 EL Öl
1 Schuss Weißwein
1 l Hühnerbrühe
20 ml Sahne
Salz, Pfeffer, Muskat
- Petersilienwurzeln schälen, in ca. 1 cm dicke Scheiben und in Butter anschwitzen. Mit Weißwein ablöschen und etwas dünsten.
- Dann Hühnerbrühe und Sahne dazu geben. Suppe leicht würzen und auf etwa ⅔ reduzieren.
- Anschließend pürieren und durch ein Sieb gießen.
- Kurz aufkochen und mit dem Pürierstab aufschäumen.

3.4
Lungen-Syndrome 肺

3.4.1 Lungen-Qi-Leere (Fei-Qi-Xu 肺 氣 虛)

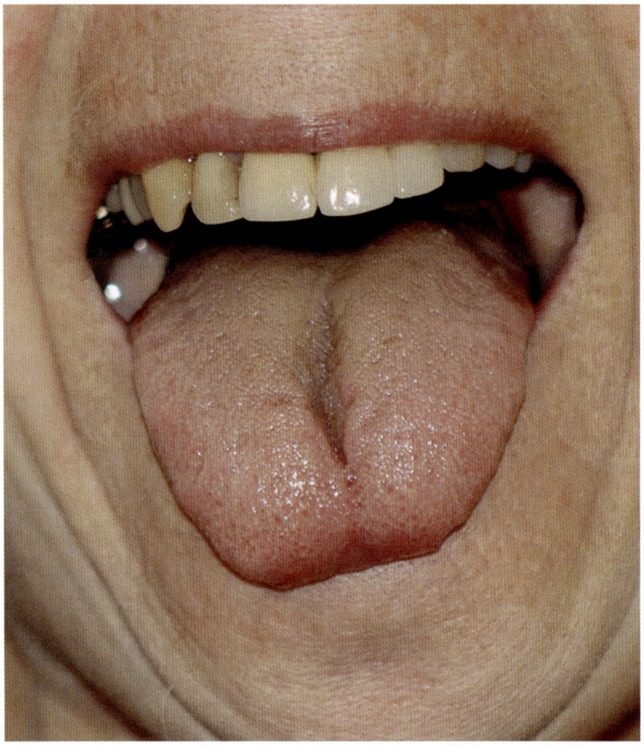

► **Abb. 3.36** Frau, 62 Jahre: chronischer Husten mit wenig Auswurf.

Zunge. Hell.

Zunge. Schief.

Zungenkörper. Klein, hell, hier mit tiefer, grabenartiger Mittelfurche im Übergang zwischen Mittlerem und Oberem Erwärmer.

Zungenbelag. Wenig (hier: gelbliche Farbe durch Kaffeekonsum).

Zungenspitze. Abgeflacht im Bereich des Oberen Erwärmers (Herz, Lunge) mit roten Bläschen.

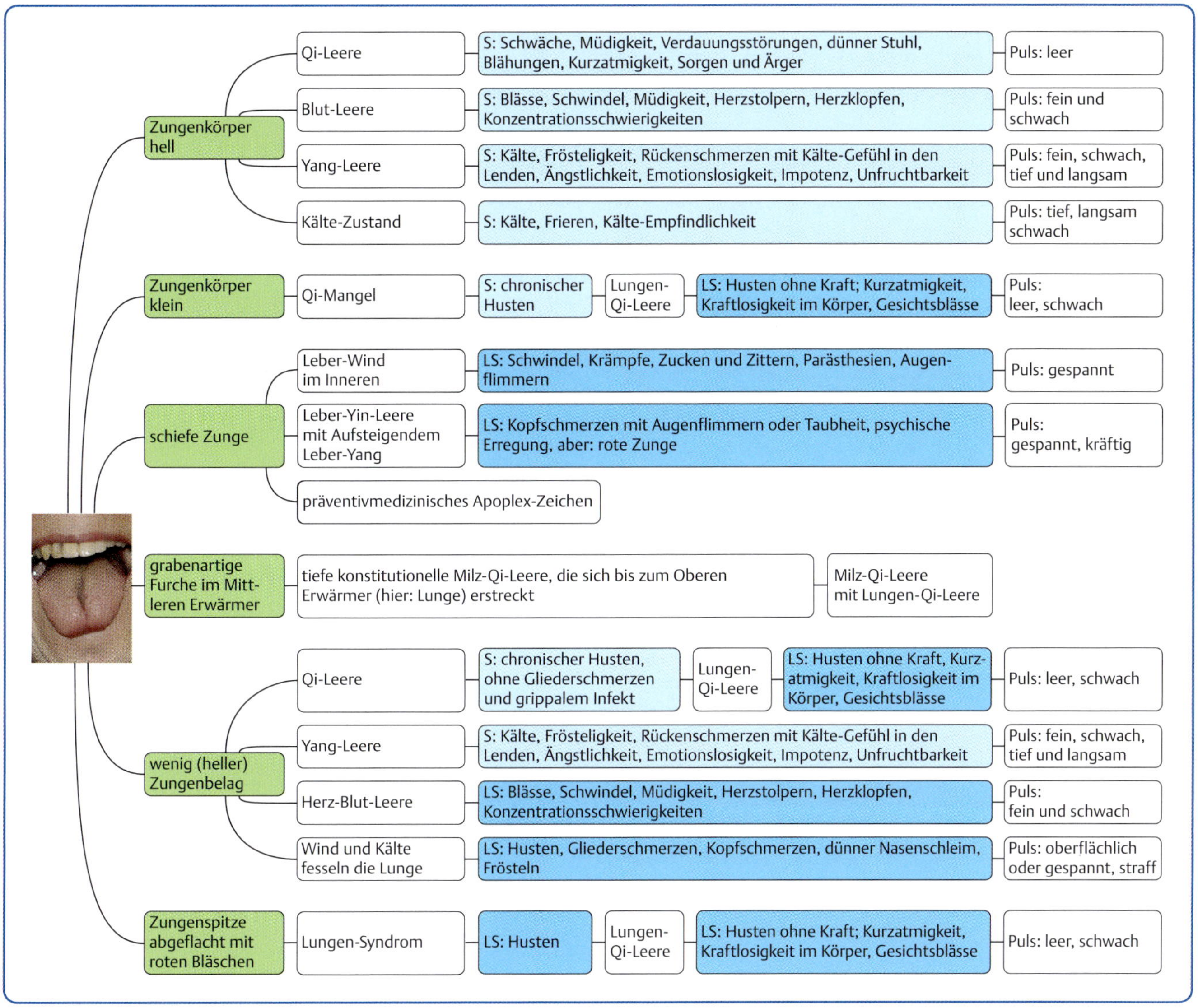

▸ **Abb. 3.37** Lungen-Qi-Leere.

Allgemeines

Ursachen. Verletzung des Qi durch chronischen Husten oder Qi-Leere von Herz und Milz.

Pathologie. Geschwächte Funktion der Lunge, Qi-Funktion der Verbreitung und des Herunterleitens unzulänglich.

Spezielle Symptome. Husten mit Kraftlosigkeit, schwache Stimme, Schwäche, Schweißausbrüche, blasses Gesicht.

Zunge. Heller Zungenkörper.

Puls. Leer, schwach, besonders an der 1. Pulstaststelle Cun 寸.

Therapie

Das Lungen-Qi stärken.

Akupunktur. KG 6 = Ren Mai 6 (*Qi Hai*; Meer des Qi), Lu 1 (*Zhong Fu*; Haus des Mittleren Erwärmers), Lu 5 (*Chi Ze*; Ellen-Tümpel), Lu 7 (*Lie Que*; Anordnung in einer Vertiefung), Di 4 (*He Gu*; Treffpunkt im Tal), LG 14 (*Da Zhui*; Großer Wirbel).

Chinesische Arzneimittel. Bai Zhu (Atractylodes macrocephala; Rhizoma; 19a), Huang Qi (Astragalus membranaceus; Radix; 19a), Gan Cao (Glycyrrhiza uralensis; Radix; 19a), Da Zao (Ziziphus jujuba; Fructus; 19a), Sheng Jiang (Zingiber officinalis; Rhizoma; 1a), Ma Huang (Ephedra sinica; Herba; 1a).

Arzneimittel-Rezeptur. „Bao Yuan Tang“ (Lungen-Schutz-Suppe):
- Huang Qi (Astragalus membranaceus; Radix; 19a)
- Ren Shen (Panax Ginseng; Radix; 19a)
- Gan Cao (Glycyrrhiza uralensi; Radix et Rhizoma; 19a)
- Rou Gui (Cinnamomum cassia; Cortex; 10)

Chinesische Diätetik.
- empfohlen:
  - Erdnuss, Sesam (geröstet)
  - weißer Rettich, Kohlrabi, Kresse, Spargel, Senf
  - Weintrauben
  - Klebreis und Vollkornreis
  - Ingwertee, Rettichsaft
- meiden:
  - zu scharfe und heiße Lebensmittel, die die Verteilung des Qi (d. h. die Verbreitung und das Herabführen des Qi im Organismus) stören können
  - heißer, hochprozentiger Alkohol
  - scharfe Gewürze (Chili)
  - Kaffee, Schwarztee, schwerer Rotwein
  - Zigaretten

Reis-Congee

Stärkt das Milz-Qi und leitet Hitze und Feuchtigkeit aus

für 1–2 Personen | 3–4h
100 g Reis (Rundkornreis, weiß und geschält)
1 l kaltes Wasser
großer Kochtopf (3–4 l Fassungsvermögen)
- Den Reis in kaltem Wasser im Kochtopf ansetzen (Verhältnis Reis:Wasser ist 1:10) und für 3–4h köcheln lassen, zunächst auf starker, anschließend auf kleinerer Flamme.
- Wenn das Congee nur noch leicht köchelt, kann der Topf mit dem Deckel bedeckt werden. Vorsicht vor der starken Schaumbildung!
- Im Kühlschrank 3–4 Tage haltbar.

Zwiebelsuppe

Lungen-Qi-stärkend

für 2 Personen | 30 min
4–5 Zwiebeln
1 l Gemüsebrühe
Olivenöl
Salz, Pfeffer, Kümmel
- Die Zwiebeln kleinschneiden und in etwas Olivenöl anbraten, Gemüsebrühe hinzugeben, 15 min köcheln lassen.
- Mit Salz, Pfeffer und etwas Kümmel abschmecken.

Senfbrot

Schneller Snack zur Qi-Leitung

für 1 Person | 3 min
1 Scheibe Vollkornbrot
Butter
Senf
- Auf das Vollkornbrot etwas Butter streichen.
- Mit einem wohlschmeckenden Senf bestreichen.

3.4.2 Lungen-Yin-Leere (Fei-Yin-Xu 肺 陰 虛)

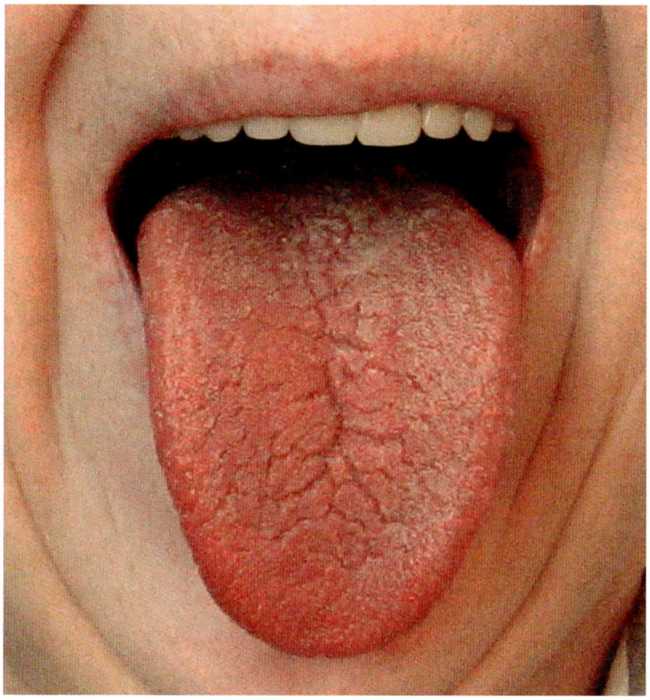

▸ **Abb. 3.38** Frau, 63 Jahre: chronischer Husten und Hitzegefühl im ganzen Körper.

Zunge. Rot, eher trocken und nur wenig feucht.

Zungenkörper. Durchgehend rissige, trockene und dunkelrote Zunge.

Zungenbelag. Fehlend bei rotem Zungenkörper = schwere Leere des Magen-Qi bei gleichzeitiger Yin-Leere.

Zungenspitze. Ebenfalls rot, wie der gesamte Zungenkörper.

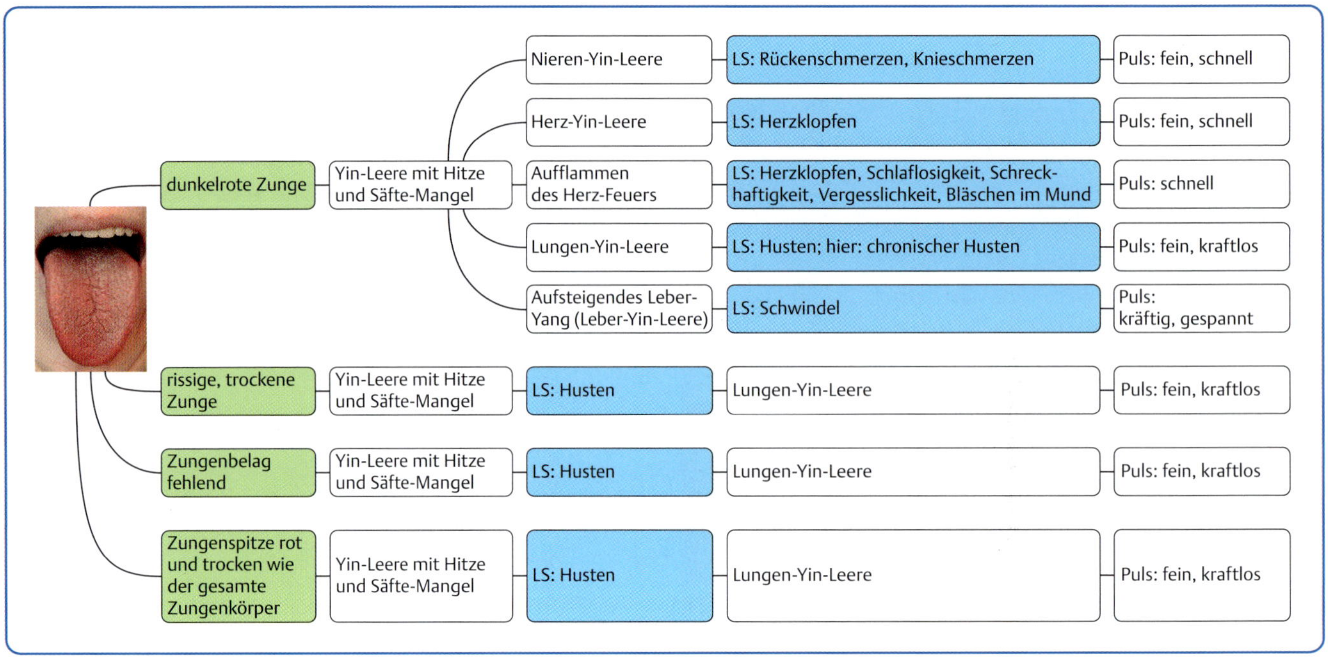

▸ **Abb. 3.39** Lungen-Yin-Leere.

Allgemeines

Ursachen. Tritt oft in Rekonvaleszenz nach akuter Hitzeerkrankung auf oder bei nicht ausreichendem Nieren-Yin.

1. Yin-Leere
2. Yin-Leere mit üppigem Feuer

Pathologie.

1. Die Yin-Säfte können das Speicherorgan Lunge nicht genügend versorgen. Dadurch werden die Lungen-Funktion der Klärung und Reinigung und die Funktion des Ableitens beeinträchtigt.
2. Das Yang kann infolge von Yin-Leere nicht eingeschränkt werden. Deshalb verletzt üppiges Feuer das Yin und bewegt das Blut.

Allgemeine Symptome.

1. starker Husten ohne Schleim oder mit wenig Schleim, trockener Hals, Heiserkeit, magerer Körper
2. siehe 1., außerdem blutiger Husten, trockener Mund mit Durstgefühl, erhöhte Temperatur nachmittags, Schweißausbrüche nachts

Zunge. Roter Zungenkörper.

Puls. Fein und schnell, besonders an der 1. Pulstaststelle Cun 寸.

Therapie

Das Lungen-Yin stärken und die gesamte Yin-Funktion stützen, Feuer herableiten, Blut stärken.

Akupunktur. Mi 6 (*San Yin Jao*; Kreuzung der 3 Yin-Meridiane), Mi 10 (*Xue Hai*; Meer des Blutes), Di 11 (*Qu Chi*; Gebogenes Wasserbecken), Bl 23 (*Shen Shu*; Zustimmungspunkt der Niere), Bl 25 (*Da Chang Shu*; Zustimmungspunkt des Dickdarms).

Chinesische Arzneimittel. Mai Men Dong (Ophiopogon japonicus; Radix; 19d), Tian Men Dong (Asparagus; Radix; 19d), Bai He (Lilium brownii; Bulbus; 19d), E Jiao (Equus asinus; Gelatine der Eselshaut; 19c), Shu Di Huang (Rehmannia fermentata; Radix; 19c).

Arzneimittel-Rezeptur. „Bai He Gu Jin Tang" (Lilienzwiebel-Suppe):

- Sheng Di Huang (Rehmannia glutinosa; Radix; 2b)
- Shu Di Huang (Rehmannia fermentatat; Radix; 19c)
- Xuan Shen (Scrophularia; Radix; 2b)
- Mai Men Dong (Ophiopogon japonicus; Radix; 19d)
- Dang Gui (Angelica sinensis; Radix; 19c)
- Bai Shao (Paeonia lactiflora; Radix; 11b)
- Chuan Bei Mu (Fritillaria cirrhosa; Bulbus; 3b)
- Jie Gen; Platycodon grandiflorum; Radix; 3c)
- Gan Cao (Glycyrrhiza uralensis; Radix et Rhizoma; 19a)
- Bai He (Lilium brownii; Bulbus; 19d)

Chinesische Diätetik.

- empfohlen:
  - Lebensmittel, die die Lunge befeuchten
  - Birne, Honigmelone
  - Champignons, Spargel
  - Zitronenthymian
- meiden: austrocknende, scharfe Lebensmittel

Spargelsalat mit Honigmelone, Champignons und Crevetten

Saisonsalat, Yin-stärkend

für 2–3 Personen | 60 min
500 g Spargelspitzen
¼ Honigmelone (geschnitten)
100 g Champignons (angedünstet und geschnitten)
150 g Crevetten oder Shrimps
Zitronensaft oder weißer Balsamico-Essig
Olivenöl
frische Petersilie
frischer Zitronenthymian
½ TL Zucker
Salz, Pfeffer

- Spargel schälen, mungerecht schneiden und 20 min in Salzwasser mit etwas Zucker kochen.
- Danach abkühlen lassen und mit Melone, Champignons und Crevetten in einer Salatschüssel vermischen.
- Das gut verrührte Dressing darübergießen und mit gehackter Petersilie bestreuen.

3.4.3 Wind und Kälte fesseln die Lunge (Feng-Han Shu-Fei 風寒束肺)

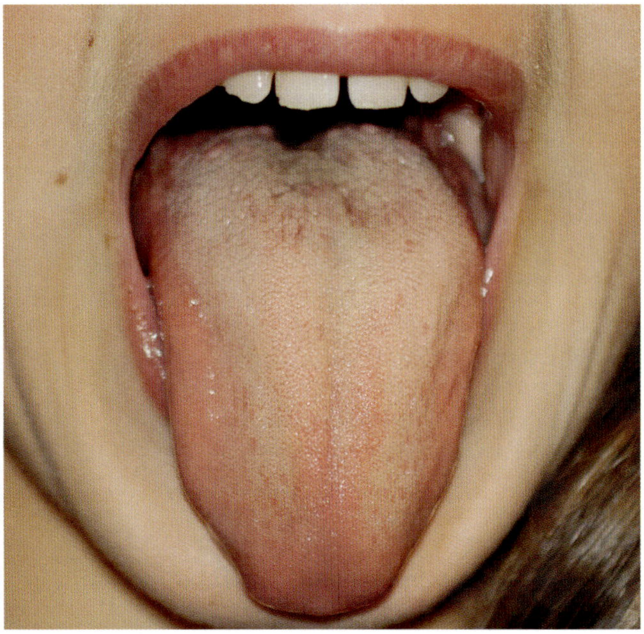

► **Abb. 3.40** Mädchen, 12 Jahre: grippaler Infekt mit Husten.

Zunge. Weißlich.

Zungenkörper. Normale Färbung.

Zungenbelag. Dünner, weißer Belag.

Zungenränder. Etwas gerötet.

Zungenspitze. Rot (dreieckig).

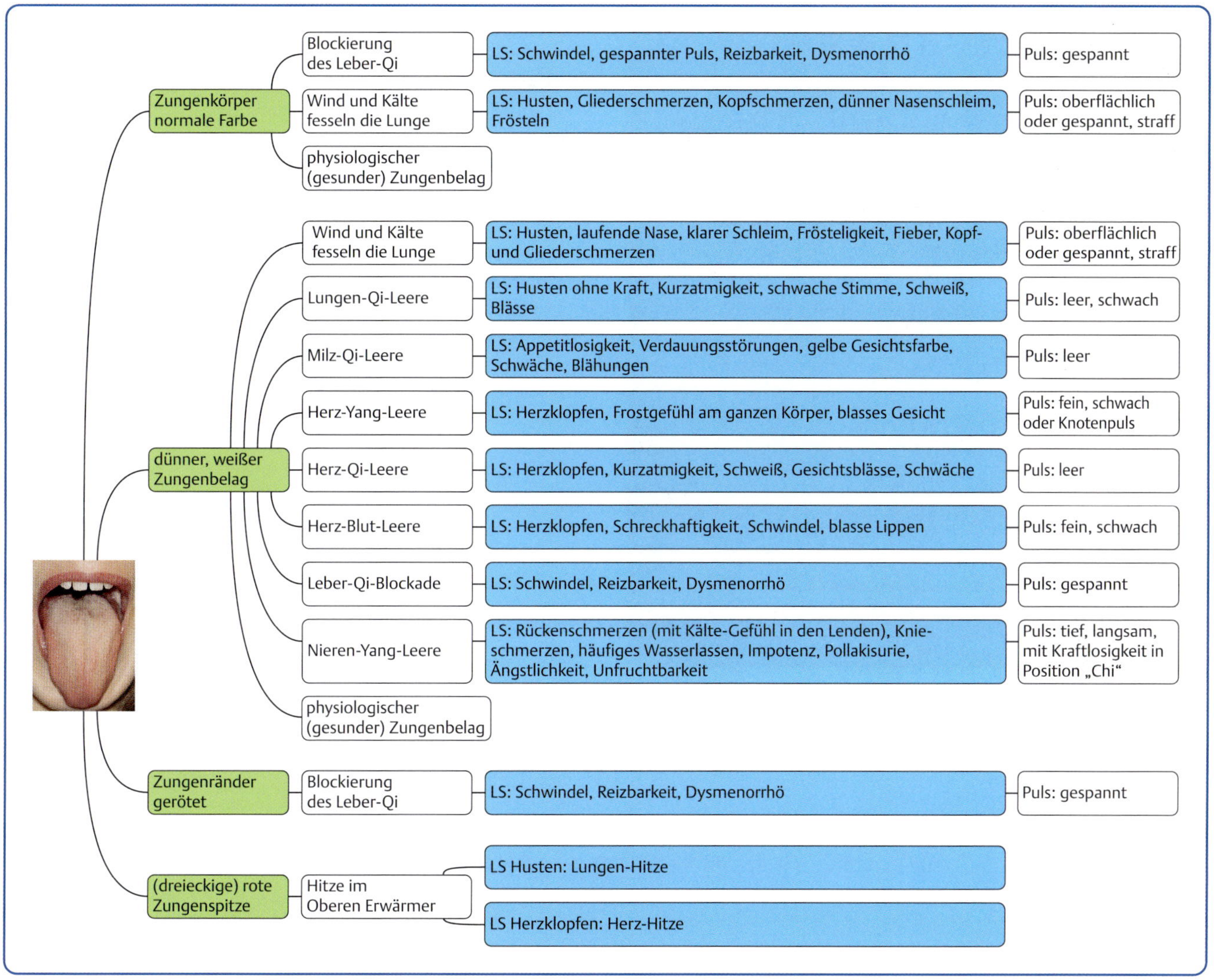

▶ **Abb. 3.41** Wind und Kälte fesseln die Lunge.

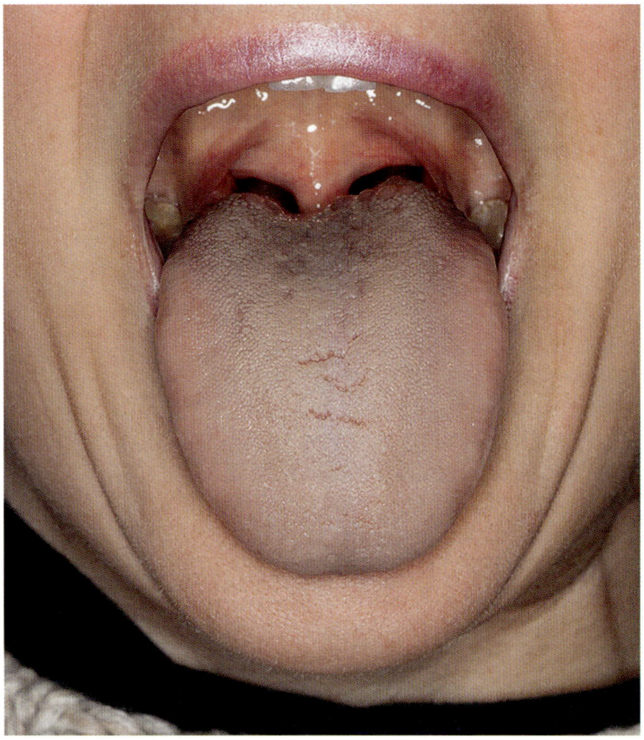

► **Abb. 3.42** Frau, 46 Jahre: grippaler Infekt mit Husten, Appetitlosigkeit.

Zunge. Weißlich.

Zungenkörper. Hell, weich und etwas geschwollen, leichte Risse im Bereich des Mittleren Erwärmers.

Zungenbelag. Dünn und weiß.

Zungenränder. Leichte Zahneindrücke.

Zungenspitze. Normal.

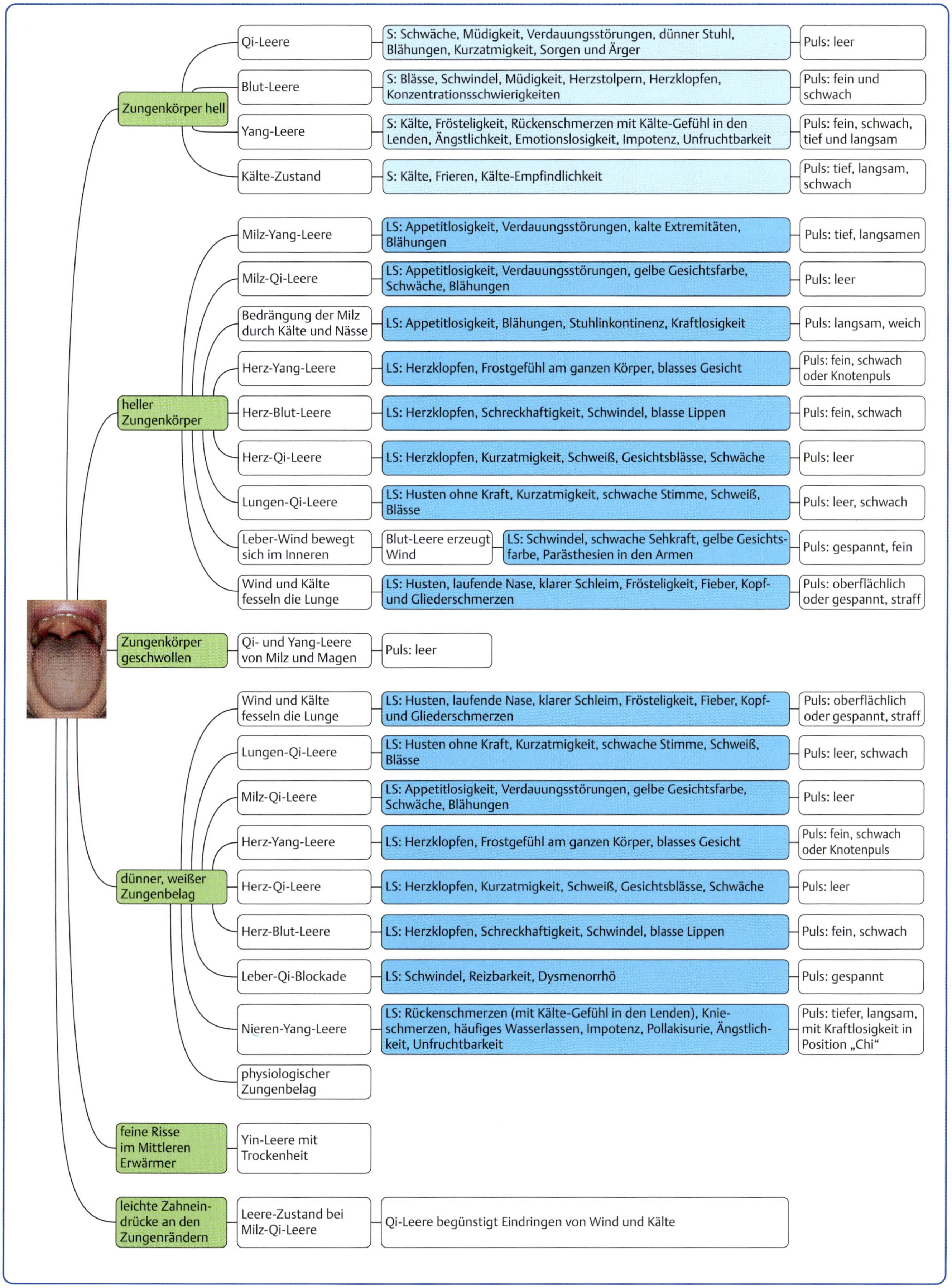

▸ **Abb. 3.43** Wind und Kälte fesseln die Lunge.

Allgemeines

Ursache.
- Wind und Kälte
- Klimaanlage

Pathologie. Lungen-Qi kann sich nicht verbreiten und heruntergeleitet werden.

Allgemeine Symptome. Husten, der auch laut und hart sein kann. Asthma, Atemnot, dünner, weißer Schleim, kein trockener Mund, laufende Nase mit klarem Schleim, Kälteempfindlichkeit mit Fieber, Schmerzen in Kopf und Körper.

Zunge. Dünner, weißer Belag (Zungenkörper: normal).

Puls. Oberflächlich oder gespannt und straff, besonders an der 1. Pulstaststelle Cun 寸.

Therapie

Auflösen der Kälte, Vertreiben des Windes, Verteilen und Herabführen des Lungen-Qi.

Akupunktur. Di 4 (*He Gu*; Treffpunkt im Tal), KG 6 = Ren Mai 6 (*Qi Hai*; Meer des Qi), ggf. mit Moxubustion, Bl 6 (*Cheng Guan*; Empfänger des Lichts), Bl 10 (*Tian Zu*; Himmelssäule), 3-Erwärmer 5 (*Wai Guan*; Äußere Schranke), Gb 20 (*Feng Chi*; Teich des Windes), LG 14 = Du Mai 14 (*Da Zhui*; Großer Wirbel), LG 16 = Du Mai 16 (*Feng Fu*; Haus des Windes), Lu 7 (*Lie Que*; Anordnung in einer Vertiefung/Wolkenbruch).

Chinesische Arzneimittel. Zi Su Ye (Perilla frutescens; Semen; 1a), Ma Huang (Ephedra sinica; Herba; 1a), Fang Feng (Saposhnikova divariata; Radix; 1a), Xin Yi (Magnolia liliflora; Flos; 1a), Xing Ren (Prunus armeniaca; Semen; 3c), Zhi Ke (Citrus aurantium; Fructus; 6), Zi Wan (Aster tartaricus; Radix; 3c).

Arzneimittel-Rezeptur. „Gui Zhi Tang" (Zimtzweigesuppe):
- Gui Shi (Cinnamomum cassia; Ramuli; 1a)
- Bai Shao (Paeonia lactiflora; Radix; 11b)
- Gan Cao (Glycyrrhiza uralensis; Radix; 19a)
- Da Zao (Ziziphus jujuba; Fructus; 19a)
- Gan Jiang (Zingiber officinale; Rhizoma; 1a)
- Xing Ren (Prunus armeniaca; Semen; 3c)
- Zi Su Ye (Perilla frutescens; Semen; 3c)

Zimtzweige wirken schweißtreibend und öffnen die Körperoberfläche und damit die Poren zum Schwitzen. Paeonia vertreibt den Wind, der in die oberste Schicht des Körpers eingedrungen ist. Sie stärkt das Blut, die übrigen Körperflüssigkeiten und damit das Yin. Ingwer wärmt den Magen und stärkt Lunge und Milz. Die Jujuba-Dattel stärkt Qi, Blut und Shen. Glycyrrhiza stärkt Milz-Qi, vermittelt als Bote in der Rezeptur und sorgt für einen angenehmen Geschmack.

Chinesische Diätetik.
- empfohlen:
  - Nahrungsmittel, die auch das Milz-Qi stärken (Kap. Therapie)
  - Klebreis
  - Erdnuss, Walnuss, Aprikose
  - Ingwerwasser
  - wärmende Lebensmittel
- meiden: kalte und kühlende Lebensmittel, z. B. Joghurt, Zitrusfrüchte (Zitronen, Orangen), Melonen

Aprikosenkompott

Vielseitig einsetzbar, wärmend

für 2–3 Personen | 30 min
500 g Aprikosen
Vollrohrzucker nach Bedarf (z. B. 2 EL)
1 Messerspitze Zimt
100–150 ml Wasser
- Die Früchte halbieren, entsteinen, in Viertel schneiden und in einen Topf geben.
- Zucker, Zimt und Wasser hinzugeben, 15 min köcheln lassen.
- Warm servieren.

Ingwerwasser

Kräftigend und wärmend

für 4 Personen | 25 min
1 l Wasser
15–20 g frischen Bio-Ingwer
- Den Ingwer schälen, klein würfeln und in einem Topf mit Wasser zum Kochen bringen.
- 10 min kochen lassen, danach 10 min ziehen lassen.
- Warm trinken.

3.4.4 Wind und Hitze schädigen die Lunge (Feng-Re Fan-Fei 風熱犯肺)

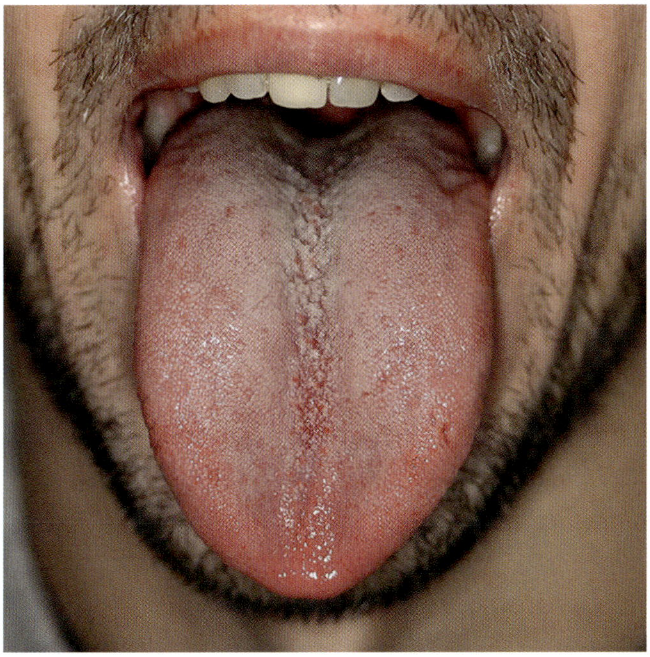

▸ **Abb. 3.44** Mann, 35 Jahre: Asthma.

Zunge. Rot.

Zungenkörper. Groß, normale Farbe.

Zungenbelag. Weiß.

Zungenränder. Kleine Läsion am linken vorderen Zungenrand.

Zungenspitze. Rot und spitz zulaufend, da Hitze im Oberen Erwärmer ist. Leitsymptom Husten = Lungen-Syndrom. Weiteres Syndrom: Blockierung der Lunge durch trüben Schleim (Kap. 3.4.6).

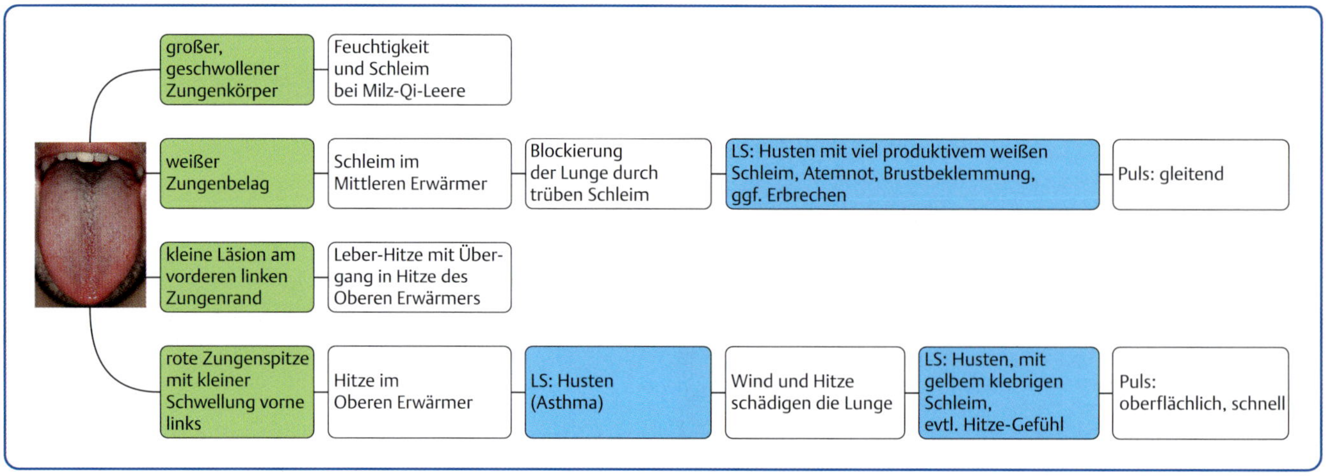

► **Abb. 3.45** Wind und Hitze schädigen die Lunge.

Allgemeines

Ursache. Wind und Hitze (klimatische Einflüsse).

Pathologie. Störung der Lungenfunktion des Verbreitens und Herableitens.

Allgemeine Symptome. Starker Husten mit gelbem, klebrigem Schleim, der sich nur schwer löst, trockener Mund mit Durstgefühl, dickflüssiges, gelbes Nasensekret, Halsschmerzen, Husten mit blutigem Schleim.

Zunge. Rote Zungenspitze.

Puls. Oberflächlich, schnell, besonders an der 1. Pulstaststelle Cun 寸.

Therapie

Kühlen der Hitze, Vertreiben des Windes, Verteilen und Herabführen des Lungen-Qi.

Akupunktur. Ma 36 (*Zu San Li*; 3 Wegmaße des Fußes), Ma 40 (*Feng Long*; Reiche Fülle), Di 18 (*Hals-Fu Tu*; Seitlicher Vorsprung), Lu 3 (*Tian Fu*; Himmelshaus), Lu 5 (*Chi Ze*; Ellen-Tümpel), Lu 7 (*Lie Que*; Anordnung in einer Vertiefung), Di 4 (*He Gu*; Treffpunkt im Tal), Di 11 (*Qu Chi*; Gebogenes Wasserbecken), Mi 6 (*San Yin Yao*; Kreuzung der 3 Yin-Meridiane), LG 10 = Du Mai 10 (*Ling Tai*; Ebene des Herz-Geistes), LG 14 = Du Mai 14 (*Da Zhui*; Großer Wirbel), Lu 1 (*Zhong Fu*; Haus des Mittleren Erwärmers).

Chinesische Arzneimittel. Shi Gao (Gypsum; 2a), Shi Zhi Mu (Anemarrhema asphodeloides; Rhizoma; 2a), Huang Qin (Scutellaria baicalensis; Radix; 2c), Gua Lou (Trichosanthes krilowii; Fructus et Semen; 3b), Tian Men Dong (Asparagus cochinensis; Radix; 19d), Nan Sha Shen (Adenophora tetraphylla; Radix; 19d), 2d Ban Lan Gen (Isatis tinctoria; Radix; 2d), Yin Jin Hua (Lonicera japonica; Flos; 2d).

Arzneimittel-Rezeptur. „Sang Ju Tang" (Maulbeerblätter-Chrysanthemen-Suppe):

- Sang Ye (Morus alba; Foliae; 1b)
- Ju Hua (Chrysanthemum morifolium; Flos; 1b)
- Lia Qiao (Forsythia suspensa; Fructus; 2d)
- Bo He (Mentha arvesis; Herba; 1b)
- Xing Ren (Prunus armeniaca; Semen; 3c)
- Jie Gen (Platycodon grandiflorum; Radix; 3c)
- Gan Cao (Glycyrriza unralensis; Radix; 19a)
- Lu Gen (Phragmites communis; Rhizoma; 2a)

Chinesische Diätetik.

- empfohlen:
  - Meerrettich, Wasabi (japanischer Meerrettich; Erklärung: grüner Meerrettich leitet das Lungen-Qi besonders stark nach unten und verteilt es im Körper), Radieschen, Spargel
  - kühlende und erfrischende Lebensmittel
- meiden:
  - thermisch heiße Lebensmittel
  - hochprozentiger Alkohol (fördert Wind-Entstehung im Körper)

Weißer Meerrettichsalat

Erfrischend, Lungen-Qi-leitend

für 2–3 Personen | 15 min
1 großer Meerrettich (Radi)
Essig, Öl
Salz, Pfeffer

- Den Meerrettich fein hobeln.
- Als Dressing Essig, Öl, Salz und ein wenig Pfeffer vermengen und den Meerrettich damit beträufeln.

3.4.5 Schädigung der Lunge durch Trockenheit und Hitze (Zao-Re Shang-Fei 燥熱傷肺)

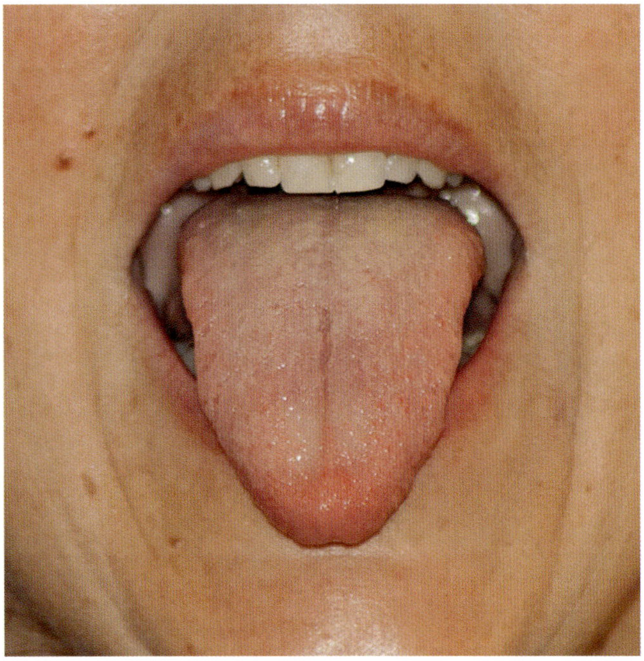

▸ **Abb. 3.46** Frau, 42 Jahre: schmerzhafter Husten, beginnende Pneumonie.

Zunge. Rot, wenig feucht.

Zungenkörper. Recht klein, starr.

Zungenbelag. Dick, weiß-gelblich, besonders zur Zungenwurzel hin.

Zungenspitze. Deutlich gerötet und verdickt (zeigt die Lungen-Thematik an).

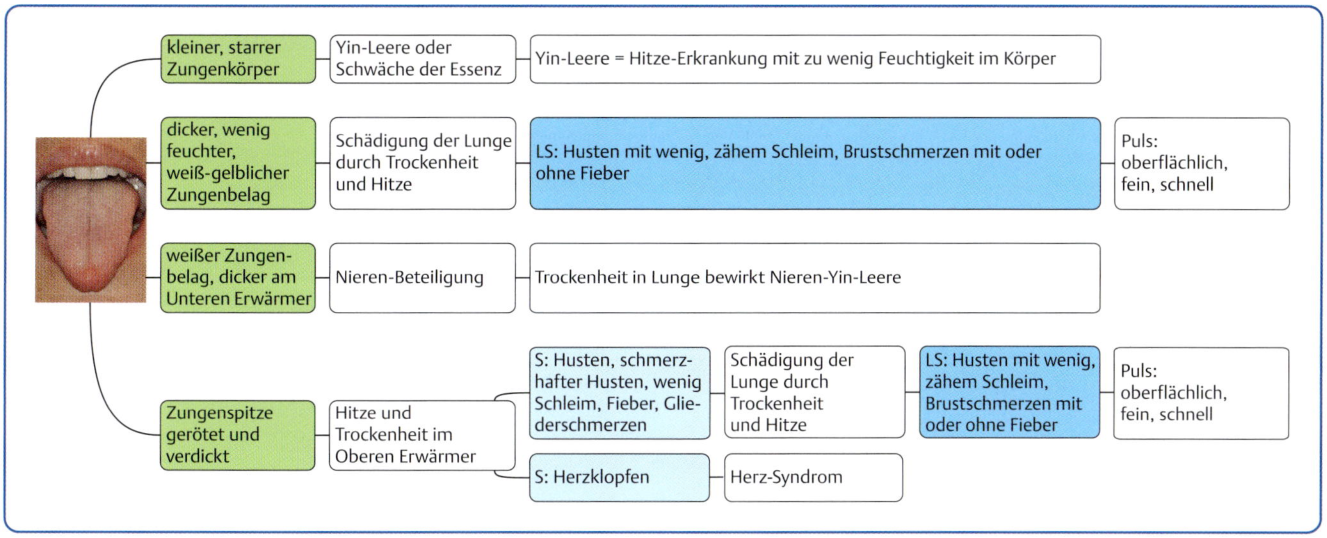

▶ **Abb. 3.47** Schädigung der Lunge durch Trockenheit und Hitze.

Allgemeines

Ursachen.

- Trockenheit
- Hitze

Pathologie. Störung der Lungenfunktion des Verbreitens und Herableitens, Verletzung der Körpersäfte.

Allgemeine Symptome. Husten ohne oder mit wenig klebrigem Schleim, der sich schwer löst, trockene Nase und Kehle, Brustschmerzen mit Fieber, Kopfschmerzen, Schmerzen im ganzen Körper.

Zunge. Zungenspitze rot, Zunge wenig feucht.

Puls. Oberflächlich, fein und schnell, besonders an der 1. Pulstaststelle Cun 寸.

Therapie

Kühlen der Hitze in der Lunge, Befeuchten der Lunge.

Akupunktur. Lu 2 (*Yu Men*; Wolkentor), Lu 5 (*Chi Ke*; Ellen-Tümpel), Mi 9 (*Yin Ling Quan*; Quelle des Yin-Hügels), Ma 36 (*Zu San Li*; 3 Wegmaße des Fußes), Mi 6 (*San Yin Yao*; Kreuzung der 3 Yin-Meridiane), Di 4 (*He Gu*; Treffpunkt im Tal).

Chinesische Arzneimittel. Xing Ren (Prunus armeniaca; Semen; 3c), Gua Lou (Trichosanthes kirilowii; Fructus et Semen; 3b), Mai Men Dong (Ophiopogon japonicus; Radix; 19d), Tian Men Dong (Asparagus cochinensis; Radix; 19d), Bai He (Lilium brownii; Bulbus; 19d), Zhi Mu (Anemarrhena asphodeloides; Rhizom; 2a), Zi Wan (Aster tartaricus; Radix; 3c), Sheng Di Huang (Rehmannia glutinosa; Radix; 2b).

Arzneimittel-Rezeptur. „Sang Xing Tang“ (Maulbeerblätter-Aprikosenkern-Suppe):

- Sang Ye (Morus alba; Foliae; 1b)
- Xing Ren (Prunus armeniaca; Semen; 3c)
- Nan Sha Shen (Adenophora tetraphylla; Radix; 19d)
- Chuan Bei Mu (Fritillaria cirrhosa; Bulbus; 3b)
- Dan Dou Chi (Glycine max.; Semen; 1b)
- Zhi Zi (Gardenia jasminoides; Frucuts; 2a)
- Li Pi (Pyrus pyrifolia; Pericarpium; 19d)

Chinesische Diätetik.

- empfohlen:
  - befeuchtende und kühlende Lebensmittel
  - Bambus, Champignons, Chinakohl
  - Aprikose, Birnenkompott
- meiden: thermisch trockene und heiße Lebensmittel

Asiatischer Gemüsesalat mit Bambus- und Sojasprossen

Befeuchtend und kühlend

für 2 Personen | 20 min
1 Zwiebel
1 Karotte
Chinakohl
Sojasprossen
Bambussprossen
Reisessig
Öl
Salz, Pfeffer

- Das Gemüse klein schneiden, Soja- und Bambussprossen hinzufügen.
- Reisessig, Öl, Salz und Pfeffer zu einem Dressing vermengen und über den Salat geben.

3.4.6 Blockierung der Lunge durch trüben Schleim (Tan-Zhuo Zu-Fei 痰浊阻肺)

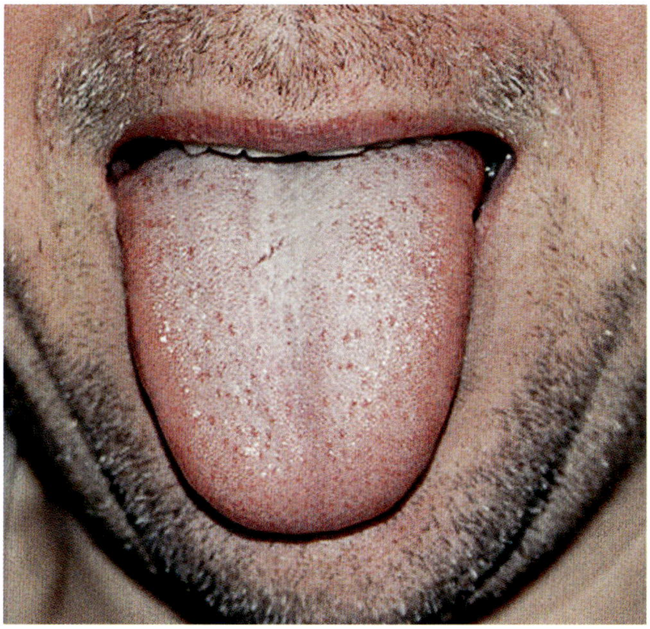

▶ **Abb. 3.48** Mann, 41 Jahre: chronischer Husten mit viel schleimigem Auswurf.

Zunge. Weißlich.

Zungenkörper. Normal geformt, Farbe normal.

Zungenbelag. Weiß, klebrig mit deutlich durchscheinenden roten Zungenpapillen.

Zungenränder. Gerötet.

Zungenspitze. Rote Zungenpapillen.

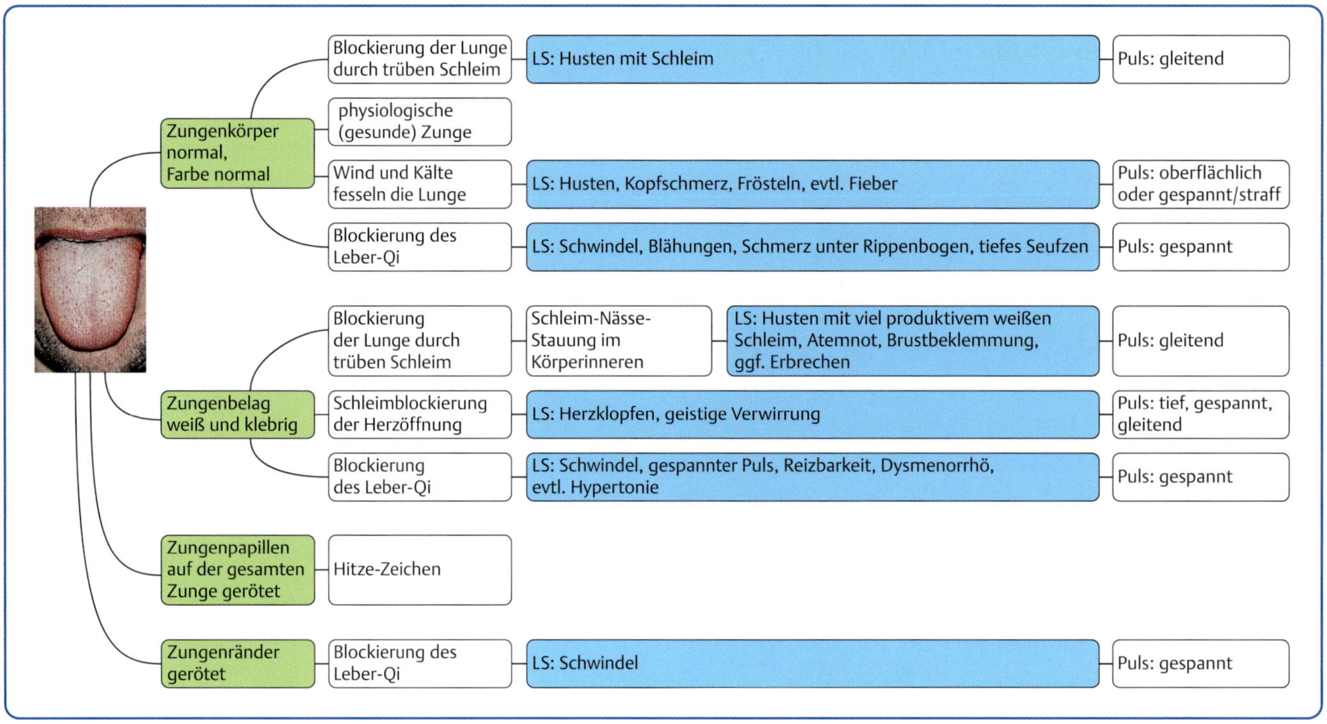

▸ **Abb. 3.49** Blockierung der Lunge durch trüben Schleim.

Allgemeines

Ursache. Trüber, dickflüssiger Schleim (der sich z. B. durch eine Milz-Schwäche angestaut hat).

Pathologie. Schleim und Nässe in der Lunge gestaut, Lungenfunktion des Reinigens und Herableitens gestört.

Allgemeine Symptome. Husten mit viel klebrigem Schleim, der sich leicht löst, oder Atemnot mit Brustbeklemmung und Erbrechen.

Zunge. Weißer, klebriger Belag (Zungenfarbe: normal).

Puls. Gleitend, besonders an der 1. Pulstaststelle Cun 寸.

Therapie

Trocknen der Nässe, Auflösen des Schleims, die Milz stärken und anregen.

Akupunktur. Ma 40 (*Feng Long*; Reiche Fülle), Ma 36 (*Zu San Li*; 3 Wegemaße des Fußes), Lu 5 (*Chi Ke*; Ellen-Tümpel), Bl 13 (*Fei Shu*; Zustimmungspunkt der Lunge), Bl 20 (*Pi Shu*; Zustimmungspunkt der Milz), Mi 6 (*San Yin Yao*; Kreuzung der 3 Yin-Meridiane).

Chinesische Arzneimittel. Gua Lou (Trichosanthes kirilowii; Fructus et Semen; 3b), Ban Xia (Pinellia ternata; Rhizoma; 3a), Bai Zhu (Atractylodes macrocephala; Rhizoma; 19a), 3c Xing Ren (Prunus armeniaca; Semen; 3c), Bai He (Lilium brownii; Bulbus; 19d), Fu Ling (Poria cocos; Mycelium; 13a), Gan Cao (Glycyrrhiza uralensis; Radix et Rhizoma; 19a).

Arzneimittel-Rezeptur. „Er Chen Tang“ (Zwei-Bestandteile-Suppe oder Citrus-Pinellia-Suppe):
- Ju Pie (Citrus reticulata; Pericarpium; 6)
- Ban Xia (Pinellia ternata; Rhizoma; 3a)
- Fu Ling (Poria cocos; Mycelium; 13a)
- Gan Cao (Glycyrrhiza uralensi; Radix et Rhizoma; 19a)

Chinesische Diätetik.
- empfohlen:
  - Aprikosen, getrocknete Aprikosen
  - Soja-Milch
- meiden: schleimbildenden Lebensmittel wie Milchprodukte, Weißmehlprodukte und Bananen

Reis-Congee

Stärkt das Milz-Qi, bekämpft so den Schleim und leitet Hitze und Feuchtigkeit aus.

für 1–2 Personen | 3–4h
100 g Reis (Rundkornreis, weiß und geschält)
1 l kaltes Wasser
großer Kochtopf (3–4 l Fassungsvermögen)
- Den Reis in kaltem Wasser im Kochtopf ansetzen (Verhältnis Reis:Wasser ist 1:10) und für 3–4h köcheln lassen, zunächst auf starker, anschließend auf kleinerer Flamme.
- Wenn das Congee nur noch leicht köchelt, kann der Topf mit dem Deckel bedeckt werden. Vorsicht vor der starken Schaumbildung!
- Im Kühlschrank 3–4 Tage haltbar.

3.5 Nieren-Syndrome 腎

3.5.1 Nieren-Yang-Leere (Shen-Yang-Xu 腎陽虛)

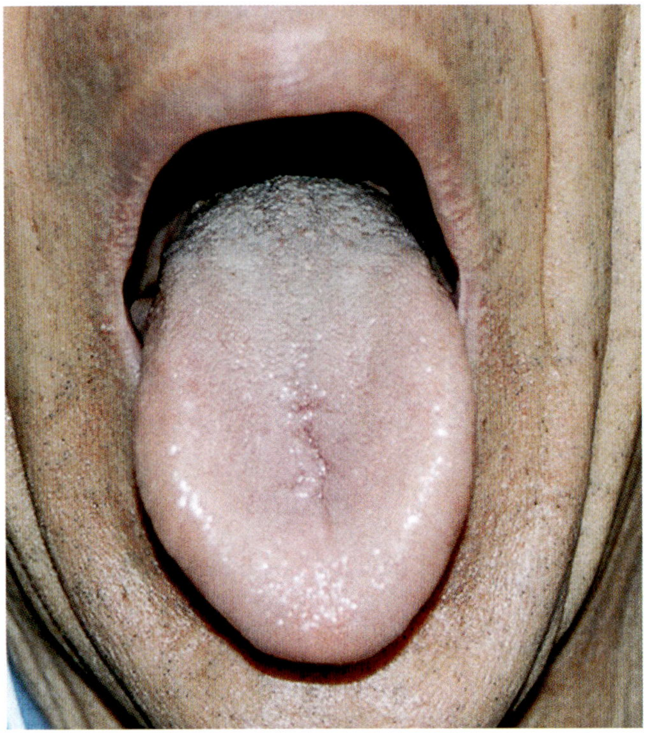

▸ **Abb. 3.50** Mann, 69 Jahre: Zustand nach Prostatakarzinom-OP, Pollakisurie, Kälteempfindlichkeit.

Zunge. Hell.

Zungenkörper. Hell und etwas unsymmetrisch, Zunge zur rechten Seite hin ödematös verdickt; rissige Mittelfurche im Bereich des Mittleren Erwärmers (Milz).

Zungenbelag. Weißlich-hell, besonders an der Zungenwurzel (Unterer Erwärmer; Niere – Blase – Darm).

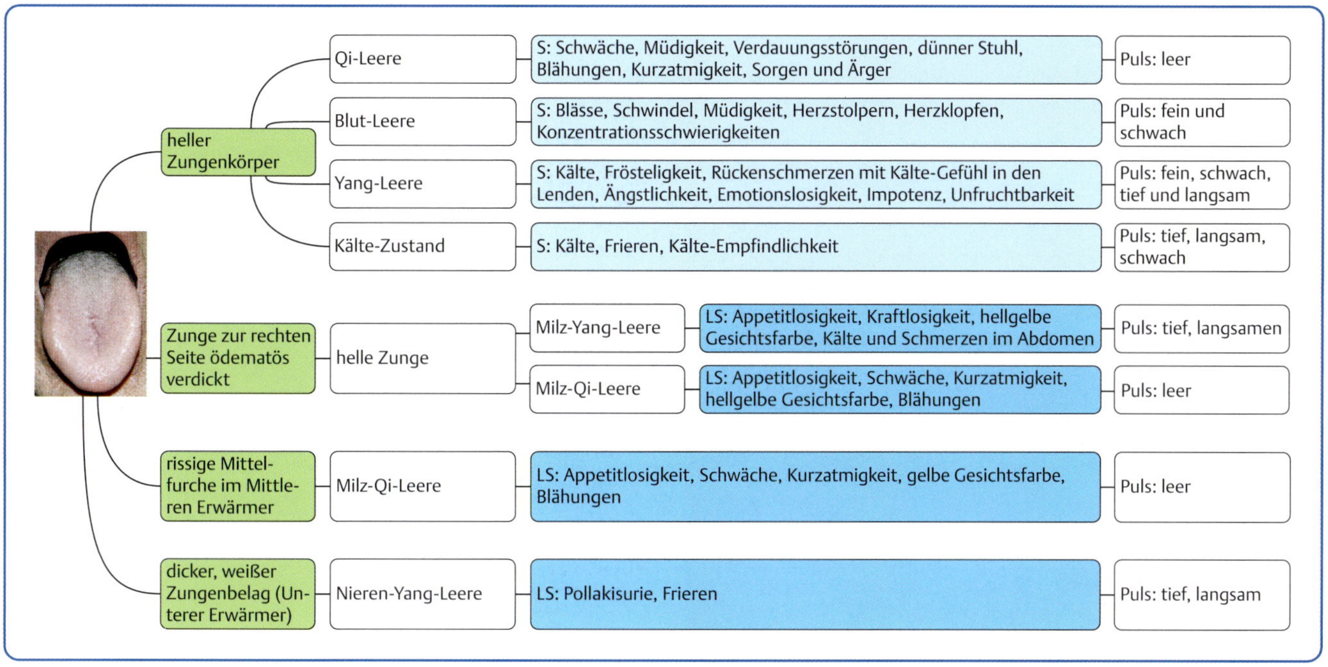

▸ **Abb. 3.51** Nieren-Yang-Leere.

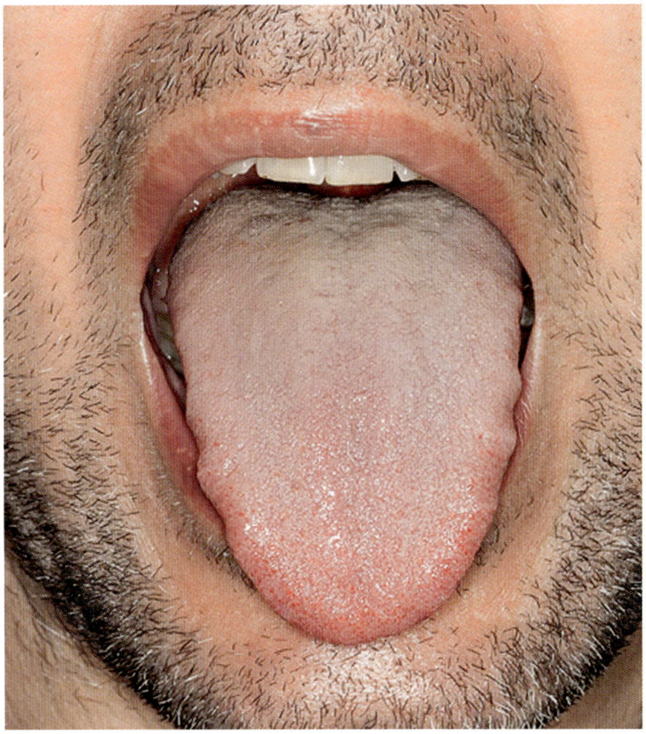

▸ **Abb. 3.52** Mann, 39 Jahre: Pollakisurie.

Zunge. Hell.

Zungenkörper. Hell; dicker an der Zungenwurzel.

Zungenbelag. Weiß, besonders an der Zungenwurzel (Unterer Erwärmer).

Zungenränder. Seitliche Zahneindrücke (= Yang-Leere).

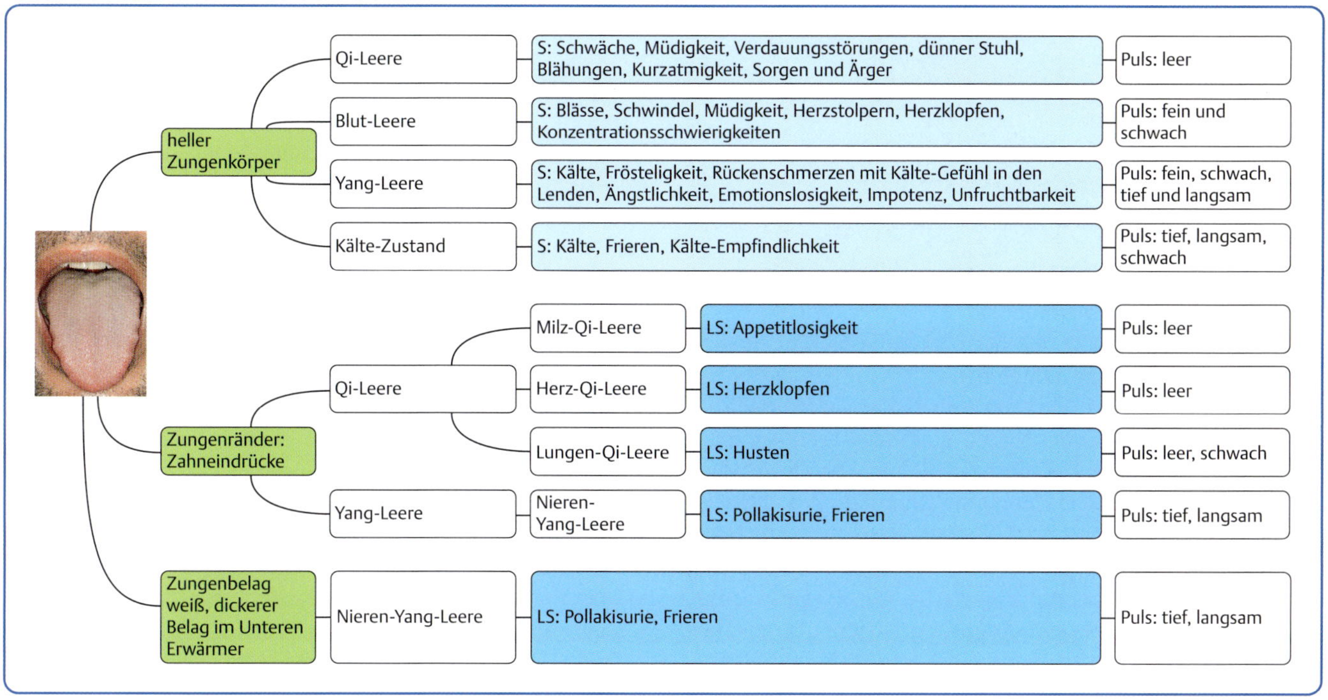

▸ **Abb. 3.53** Nieren-Yang-Leere.

Allgemeines

Ursachen.

1. Leere und Schwäche des Nieren-Yang
2. Nieren-Qi ist nicht fest
3. Niere nimmt das Qi nicht auf
4. Nieren-Leere mit Wasserüberschwemmung

Pathologie.

1. Nieren-Yang nicht ausreichend, starke Yin-Kälte (= Übermaß an Yin) im Körperinneren.
2. Nieren-Qi geschwächt, die Niere kann deshalb nicht speichern, befestigen und aufnehmen.
3. Qi-Leere der Niere, diese kann deshalb nicht aufnehmen.
4. Leere und Schwäche des Nieren-Yang, Yang-Leere kann das Wasser im Körper nicht kontrollieren und begrenzen, Wasserstörung verursacht „überschwemmung" des Organismus.

Allgemeine Symptome. Anhaltend schwache Körperkonstitution, ständige Schwäche des Nieren-Yang, längere überanstrengungen, übermäßige sexuelle Aktivität, sportliche Aktivitäten, bei denen die Nieren Kälte und Wind ausgesetzt werden (Motorradfahren, Radfahren, Windsurfen), chronische Erkrankungen mit schlechter Pflege, Altersschwäche.

Spezielle Symptome.

1. kalter Körper, kalte Arme und Beine, Antriebs- und Energiemangel, Gesichtsblässe, Impotenz
2. Spermatorrhö, Ejaculatio praecox, häufiges Wasserlassen, Enuresis, klarer Urin mit Nachtröpfeln nach dem Wasserlassen
3. Qi-Leere, Kurzatmigkeit, Ausatmen stärker als Einatmen, Atemnot bei körperlicher Anstrengung
4. Ödeme im ganzen Körper, vor allem an den Beinen, gespanntes Gefühl im Abdomen, wenig Urinausscheidung, gleichzeitig Atemnot, Husten und schleimiges Röcheln

Zunge.

1. helle Zunge mit weißem Belag, besonders an der Zungenwurzel, oftmals seitliche Zahneindrücke, Zungenkörper hell
2. helle Zunge mit weißem Belag, besonders an der Zungenwurzel, oftmals seitliche Zahneindrücke, Zungenkörper hell
3. helle Zunge, oftmals seitliche Zahneindrücke, Zungenkörper hell
4. heller, geschwollener Zungenkörper mit weißem Belag, besonders an der Zungenwurzel

Puls.

1. tief, kraftlos, besonders an der 3. Pulstaststelle Chi 尺
2. fein, schwach, besonders an der 3. Pulstaststelle Chi 尺
3. leer, oberflächlich, besonders an der 3. Pulstaststelle Chi 尺
4. tief, fein, besonders an der 3. Pulstaststelle Chi 尺

Therapie

Stärken des Nieren-Yang; Moxibustion.

Akupunktur. Bl 23 (*Shen Shu*; Zustimmungspunkt der Niere), Bl 25 (*Da Shang Shu*; Zustimmungspunkt des Dickdarms), LG 4 = Du Mai 4 (*Ming Men*; Lebenstür), Ni 3 (*Tai Xi*; Großes Strombett), Bl 40 (*Wei Zhong*; Verlassen der Mitte), Moxibustion von Bl 23, Bl 25 und LG 4.

Chinesische Arzneimittel. Fu Zi (Aconitum carmichaeli; Radix lateralis praeparata; 10), Gui Zhi (Cinnamomum cassia; Cortex; 10), Ren Shen Panax (Ginseng; Radix; 19a), Shan Yao (Dioscorea batatas; Rhizoma; 19a), Bai Zhu (Atractylodes macrocephala; Rhizoma; 19a), Hu Tao Ren (Juglans regia; Semen; 19b).

Arzneimittel-Rezeptur. „Shen Qi Tang" (Suppe bei Schwäche des Nieren-Qi und Nieren-Yang):

- Sheng Di Huang (Rehmannia glutinosa; Radix; 2b)
- Shan Yao (Dioscorea batatas; Rhizoma; 19a)
- Shan Zhu Yu (Cornus officinlais; Fructus; 19d)
- Ze Xie (Alisma plantago; Rhizoma; 13a)
- Mu Dan Pi (Paeonoia suffruticosa; Cortex radicis; 2b)
- Fu Zi (Aconitum carmichaeli; Radix lateralis praeparata; 10)
- Rou Gi (Cinnamomum cassia; Cortex; 10)

Chinesische Diätetik.

- empfohlen:
  - Walnüsse, Maronen
  - Fenchel, Weißkohl, grüne Bohnen
  - Hafer
  - Lachs, Garnelen, Forelle, Hummer, Miesmuschel
  - Huhn, Lamm, Rind, Ziege
  - Rotwein (max. 125–200 ml/Tag)
  - Jogi-Tee (indischer Gewürztee), Ingwertee
  - Zimt, Nelken, Petersilie
  - thermisch warme und wärmende Lebensmittel
- meiden: thermisch kalte und erfrischende Lebensmittel (z. B. Joghurt)

Warmer Fenchelsalat mit Walnüssen

Nieren-Yang-stärkend

für 1–2 Personen | 30 min
1 Fenchelknolle
20 g Walnüsse (gehackt)
heller Balsamico-Essig
Olivenöl
1 Bund frische Petersilie, Salz, Pfeffer

- Fenchelknolle halbieren, die beiden Teile dritteln und diese dann in Streifen schneiden. In eine Pfanne mit etwas Öl geben, max. 10 min bis zur Bissfestigkeit dünsten.
- In einer Salatschüssel das Dressing aus den restlichen Zutaten anrühren. Die Fenchelstücke und die gehackten Walnüsse hineingeben, mit frischer Petersilie bestreuen.

3.5.2 Nieren-Yin-Leere (Shen-Yin-Xu 腎陰虛)

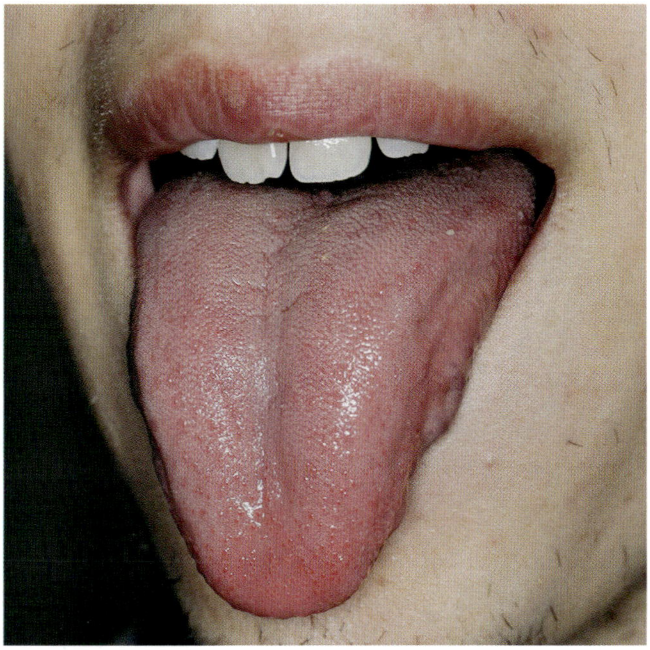

▶ **Abb. 3.54** Junger Mann, 17 Jahre: chronische Rückenschmerzen, Tinnitus.

Zunge. Rot.

Zungenkörper. Rot.

Zungenbelag. Fehlend.

Zungenspitze. Deutlich stärker gerötet, d. h. zusätzliche Herz-Yin-Leere. Hier liegt ein sog. Mischsyndrom vor: Herz und Niere verbinden sich nicht.

Merke

Jede Farbveränderung des Zungenkörpers (bis auf Veränderungen durch Lebensmittelfarbstoffe) steht mit der Durchblutung des Zungenkörpers in engem Zusammenhang. Eine rote oder dunkelrote Zunge, wie bei einer Yin-Leere, zeigt eine Ausdehnung der Blutgefäße mit Ansammlung von Blut im Zungenkörper. Meist ist – nach der westlichen Medizin – die Aktivität des Sympathikus [5] erhöht und die des Parasympathikus erniedrigt. Dabei verengen sich die Blutgefäße des Körpers. Blut dringt so vermehrt in die Zunge ein und lässt diese rot erscheinen.

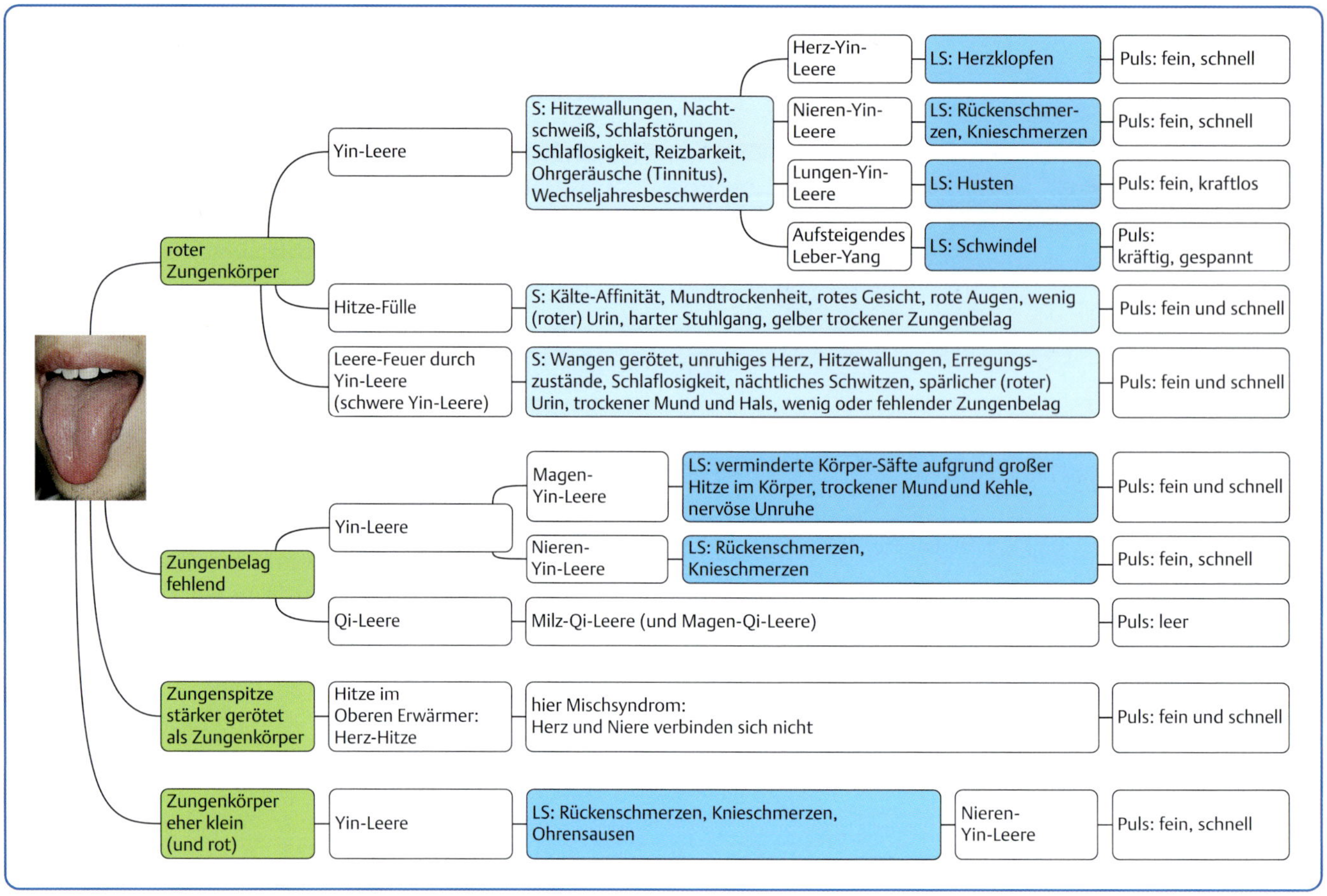

▸ **Abb. 3.55** Nieren-Yin-Leere.

Allgemeines

Ursachen. Schädigung der Essenz (Jing), Blutverluste (Blut-Leere), Verlust von Körperflüssigkeit, akute Hitze-Krankheiten, Yin-Leere der Speicher- und Hohlorgane bei chronischen Erkrankungen, die das Yin der Niere beschädigen, übermäßige Einnahme wärmender oder austrocknender (allopathischer) Medikamente.

Pathologie. Yin-Säfte unzureichend, Essenz und Blut nicht genügend ernährt, „Meer des Markes" im Leere-Zustand, Yin kann Yang nicht kontrollieren bzw. begrenzen, daher Hitze-Zustände und Trockenheit.

Allgemeine Symptome. Rückenschmerzen im Lendenwirbel- und Brustwirbelbereich, Knieschmerzen.

Spezielle Symptome. Ohrgeräusche (Tinnitus), Haarausfall, vorzeitig ergraute Haare, wackelnde Zähne, trockene und faltige Haut, Ohrensausen, Taubheit, Schwindel, Schlaflosigkeit, Spermatorrhö, trockener Mund und trockene Kehle, innere Unruhe, Nachtschweiß.

Zunge. Rot (Zungenkörper: rot).

Puls. Fein, schnell, besonders an der 3. Pulstaststelle Chi 尺.

Therapie

Ernähren bzw. Tonisieren des Nieren-Yin und der gesamten Yin-Funktion.

Akupunktur. Mi 6 (*San Yin Yao*; Kreuzung der 3 Yin-Meridiane), Bl 52 (*Zhi Shi*; Sitz des Willens), Bl 23 (*Shen Shu*; Zustimmungspunkt der Niere), Bl 25 (*Da Shang Shu*; Zustimmungspunkt des Dickdarms), Bl 40 (*Wei Zhong*; Verlassen der Mitte), Dü 19 (*Ting Gong*; Palast des Hörens).

Chinesische Arzneimittel. Ren Shen (Panax ginseng; Radix; 19a), Sheng Di Huang (Rehmannia glutinosa; Radix; 2b), Dioscorea batatas (Shan Yao; 19a), Shu Di Huang (Rehmannia fermentata; 19c), Angelica sinensis (Dang Gui; 19c), Gou Qi Zi (Lycium barbarum; Fructus; 19c), Zhi Mu (Anemarrhena asphodeloides; Rhizoma; 2a), Fu Ling (Poria cocos; Mycelium; 13a), Ze Xie (Alisma plantago; Rhizoma; 13a).

Arzneimittel-Rezeptur. „Liu Wei Di Huang Wan" (6-Geschmäcker-Rehmannia-Pille); „Liu Wei Di Huang Tang"(6-Geschmäcker-Rehmannia-Suppe):

- Sheng Di Huang (Rehmannia glutinosa; Radix; 2b)
- Fu Ling (Poria cocos; Mycelium; 13a)
- Shan Yao (Dioscorea batatas; Rhizoma; 19a)
- Mu Dan Pi (Paeonia suffruticosa; Cortex radicis; 2b)
- Ze Xie (Alisma plantago; Rhizoma; 13a)
- Shan Zhu Yu (Cornus officinalis; Fructus; 20)

Chinesische Diätetik.

- empfohlen:
  - Sesamöl, Leinöl
  - Spargel, Leinsamen, Algen-Gemüse
  - Krabben-/Shrimps-Cocktail, Sushi
  - Milchprodukte (z. B. Joghurt oder Lassi-Getränke)
  - befeuchtende und kühlende Lebensmittel (z. B. Obst)
- meiden: austrocknende, heiße Lebensmittel

Spargelcremesuppe

Vitalisierend und befeuchtend

für 3–4 Personen | 75 min
600 g Spargelköpfe oder Spargelbruch
1 l Wasser
Salz, Zucker
200 ml Sahne
3 EL Mehl
3 EL Butter
Olivenöl
Sesamöl
Salz, Chili
etwas frisch gepressten Zitronensaft
Petersilie

- Spargel schälen, Endstücke abschneiden. Die Schalen mit den Endstücken 20 min im Wasser mit Salz und Zucker köcheln lassen. Spargelfond abgießen und beiseite stellen.
- Den Spargel in Stücke schneiden. In einem separaten Topf die Butter zerlassen, Spargelstücke hinzugeben und bei mittlerer Hitze 3 min dünsten. Mehl hinzugeben und anschwitzen. Mit dem Spargelwasser, etwas Oliven- und Sesamöl aufgießen und 15 min kochen lassen.
- Sahne hinzugeben und pürieren, mit Salz, Chili und etwas Zitronensaft abschmecken und zum Schluss mit Petersilie garnieren.

3.6 Leber-Syndrome 肝

3.6.1 Blockierung des Leber-Qi (Gan-Qi Yu-Jie 肝氣郁结)

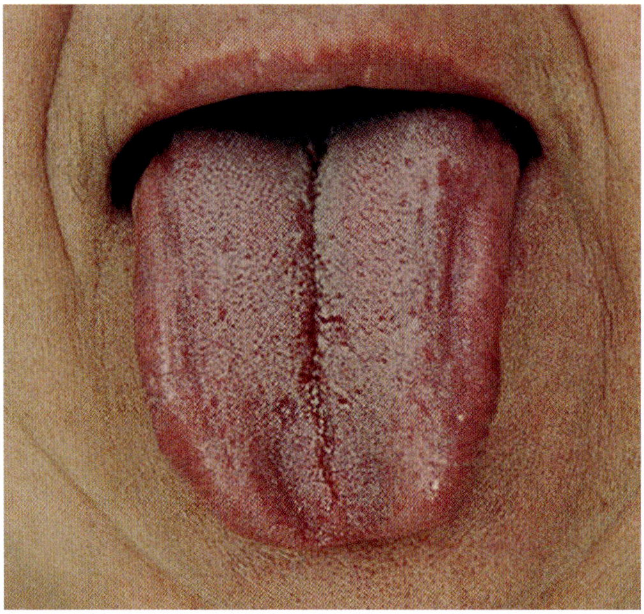

▸ **Abb. 3.56** Frau, 64 Jahre: Schwindel, Verdauungsstörungen mit Blähungen.

Zunge. Weißlich.

Zungenkörper. Etwas gespannt mit deutlicher Milz-Furche in der Mitte der Zunge, die sich über den Bereich des Mittleren und Oberen Erwärmers erstreckt.

Zungenbelag. Weiß, schlüpfrig, unter Aussparung der Zungenränder.

Zungenränder. Gerötet und aufgerollt.

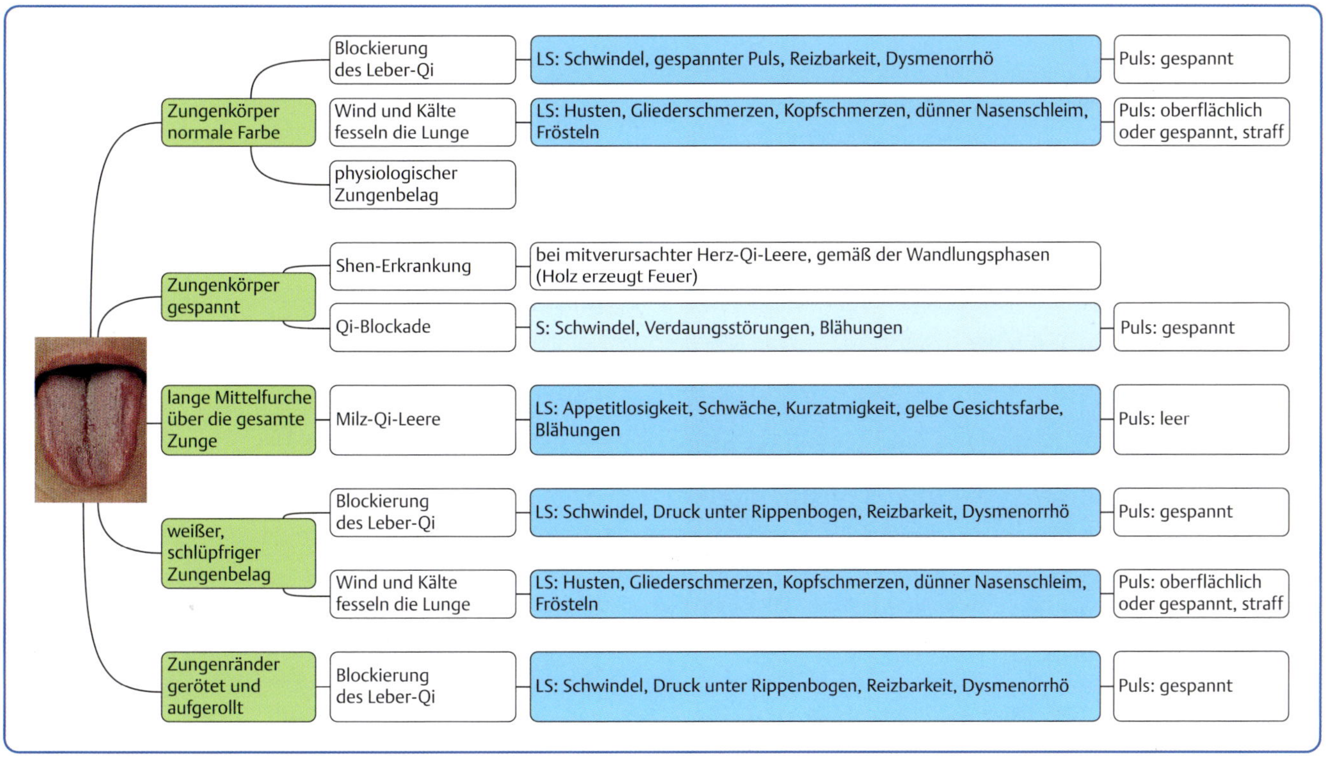
Zungenkörper normale Farbe
Blockierung des Leber-Qi
LS: Schwindel, gespannter Puls, Reizbarkeit, Dysmenorrhö
Puls: gespannt
Wind und Kälte fesseln die Lunge
LS: Husten, Gliederschmerzen, Kopfschmerzen, dünner Nasenschleim, Frösteln
Puls: oberflächlich oder gespannt, straff
physiologischer Zungenbelag
Zungenkörper gespannt
Shen-Erkrankung
bei mitverursachter Herz-Qi-Leere, gemäß der Wandlungsphasen (Holz erzeugt Feuer)
Qi-Blockade
S: Schwindel, Verdaungsstörungen, Blähungen
Puls: gespannt
lange Mittelfurche über die gesamte Zunge
Milz-Qi-Leere
LS: Appetitlosigkeit, Schwäche, Kurzatmigkeit, gelbe Gesichtsfarbe, Blähungen
Puls: leer
weißer, schlüpfriger Zungenbelag
Blockierung des Leber-Qi
LS: Schwindel, Druck unter Rippenbogen, Reizbarkeit, Dysmenorrhö
Puls: gespannt
Wind und Kälte fesseln die Lunge
LS: Husten, Gliederschmerzen, Kopfschmerzen, dünner Nasenschleim, Frösteln
Puls: oberflächlich oder gespannt, straff
Zungenränder gerötet und aufgerollt
Blockierung des Leber-Qi
LS: Schwindel, Druck unter Rippenbogen, Reizbarkeit, Dysmenorrhö
Puls: gespannt

▶ **Abb. 3.57** Blockierung des Leber-Qi.

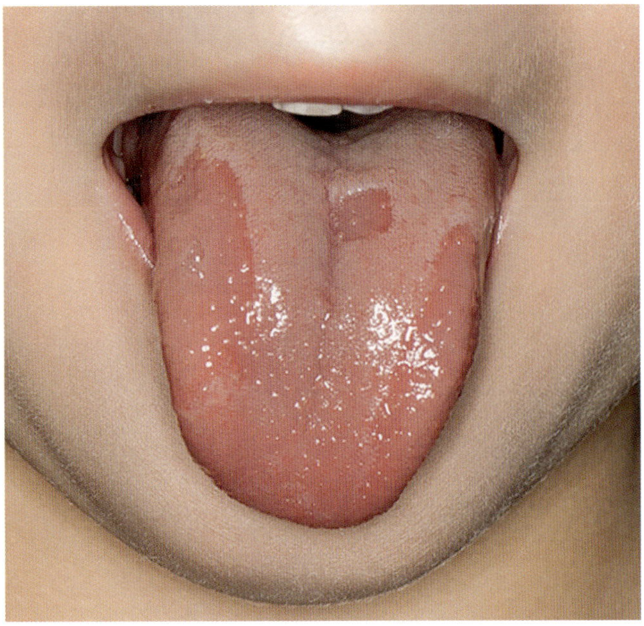

▸ **Abb. 3.58** Junge, 5 Jahre: Allergie.

Zunge. Weißlich.

Zungenkörper. Zunge auf der linken Körperseite etwas länger und rechts deutlich kürzer.

Zungenbelag. Weiß, schlüpfriger, ausgespart an den Zungenrändern (Leber – Gallenblase) und hier zusätzlich im Bereich Milz-Pankreas („Landkartenzunge").

Zungenränder. Rot und ohne Belag, eine kleine Luftblase auf der rechten Seite im hinteren Bereich des Zungenrands (= Leber-Wind).

Zungenspitze. Zunge läuft schräg zu.

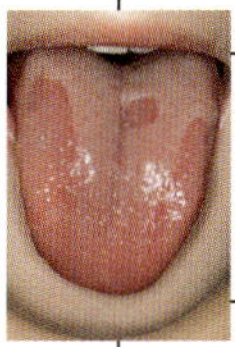

Zungenkörper rechts etwas länger als links	Ungleichgewicht in der Leber-Funktion (durch Qi-Blockierung)		
ausgesparter Zungenbelag (Landkartenzunge) an den Zungenrändern	Leber-Qi-Blockade mit Magen- bzw. Leber-Yin-Mangel	LS: Schwindel, Blähungen, Druck am Rippenbogen	Puls: gespannt
ausgesparter Zungenbelag (Landkartenzunge) im Mittleren Erwärmer	Milz-Qi-Leere mit Magen-Yin-Leere	LS: Schwäche, Verdauungsstörungen, Blähungen, Appetitlosigkeit, Kurzatmigkeit, dünner Stuhl, gelbe Gesichtsfarbe, fehlende Verdauungssäfte	Puls: leer
rote Zungenränder (mit kleiner Luftblase)	Leber-Qi-Blockade (mit etwas Leber-Wind)	LS: Schwindel, Blähungen, Schmerzen unter Rippenbogen, Druckgefühl im Thorax	Puls: gespannt

▸ **Abb. 3.59** Blockierung des Leber-Qi.

Allgemeines

Ursachen. Psychische Erregung.

Pathologie. Qi der Leber ist gestaut, Zirkulation von Qi und von Blut wird dadurch beeinträchtigt.

Allgemeine Symptome. Schwindel, gespannter Puls, Reizbarkeit.

Spezielle Symptome. Blähungen und Schmerzen unter dem Rippenbogen, Druckgefühl im Thorax, depressive Verstimmung, häufiges Stöhnen oder Seufzen des Patienten.

Bei Frauen: Störungen der Periodenblutung mit Regelschmerzen oder vor der Menstruation Schmerzen und Spannungen in der Brust.

Zunge. Weißer schlüpfriger Belag, rote Zungenränder (Zungenkörper: normale Farbe).

Puls. Gespannt über allen drei Pulstaststellen. Besondere Aufmerksamkeit auf den Leber-Puls (2. Pulstaststelle Guan 關) an der **linken** Hand legen.

Therapie

Das Leber-Qi stärken, die Qi-Blockierung lösen und das Qi leiten.

Akupunktur. KG 6 = Ren Mai 6 (*Qi Hai*; Meer des Qi), Ma 36 (*Zu San Li*; 3 Längen zum Fuß), Le 3 (*Tai Chong*; Großer Passweg), Le 14 (*Qi Men*; Zyklus-Tür), Di 4 (*He Gu*; Treffpunkt im Tal), Di 11 (*Qu Qi*; Gebogenes Wasserbecken), Bl 18 (*Gan Shu*; Zustimmungspunkt der Leber), Bl 20 (*Pi Shu*; Zustimmungspunkt der Milz).

Chinesische Arzneimittel. Chai Hu (Bupleurum chinense; Radix; 1b), Bai Shao (Paeonia lactiflora; Radix; 11b), Long Gu (Stegodon orientalis/Os draconis; 11b), Mu Li (Ostrea gigas; Concha; 11b), Qing Pi (Citrus reticulata; Pericarpium viride; 6), Chuan Lian Zi (Meelia toosendan; Fructus; 18).

Arzneimittel-Rezeptur. „Chai Hu Shu Gan San" (Bupleurum-Leber-Beförderungspulver):

- Chai Hu (Bupleurum chinense; Radix; 1b)
- Bai Shao (Paeonia lactiflora; Radix; 11b)
- Zi Ke (Citrus aurantium; Fructus; 6)
- Chuan Xiong (Ligusticum wallicii; Rhizima; 16)
- Ju Pi (Citrus reticulata; Pericarpium; 6)
- Xiang Fu (Cyperus rotundus; Rhizoma; 6)
- Gan Cao (Glycyrrhiza uralensi; Radix et Rhizoma; 19a)

Chinesische Diätetik.

- empfohlen:
  - Brokkoli, Grünkern, chinesischer Lauch, Artischocken, Löwenzahnsalat, Stangensellerie (auch der Saft davon)
  - Austern
- meiden:
  - Alkohol
  - fette Speisen

Artischockensalat

Leber-Qi-stärkend

für 2–3 Personen | 10 min
2 Dosen Artischockenherzen
Crema di Balsamico
1–2 EL Kürbiskernöl
Fleur de Sel, Pfeffer
1 Stück Parmesan (10–20 g)

- Die Artischockenherzen halbieren und in einer flachen Schüssel anrichten.
- Die Balsamico-Creme und etwas Kürbiskernöl darübergeben.
- Mit etwas Salz, Pfeffer und frisch geriebenem Parmesan bestreuen.

Gekochte Artischocken mit Vinaigrette

Leber-Qi-stärkend

für 1 Person | 30 min
1 frische Artischocke (vom Wochenmarkt)
Himbeer- oder Weißwein-Essig
Öl
Senf
frische Kräuter
Salz

- Artischocke in einem großen Topf mit Salzwasser für 20 min kochen.
- Aus Essig, Öl, Salz, frischen Kräutern und ggf. Senf eine Vinaigrette herstellen.
- Blättchen abzupfen, in die Vinaigrette tauchen und das Fleisch der Artischocke mit den Zähnen abziehen.
- Zum Schluss den Boden der Artischocke mit der Vinaigrette bestreichen und mit Messer und Gabel genießen.

3.6.2 Heftiges Aufsteigen des Leber-Yang (Gan-Yang Shang-Kang 肝 陽 上 亢)

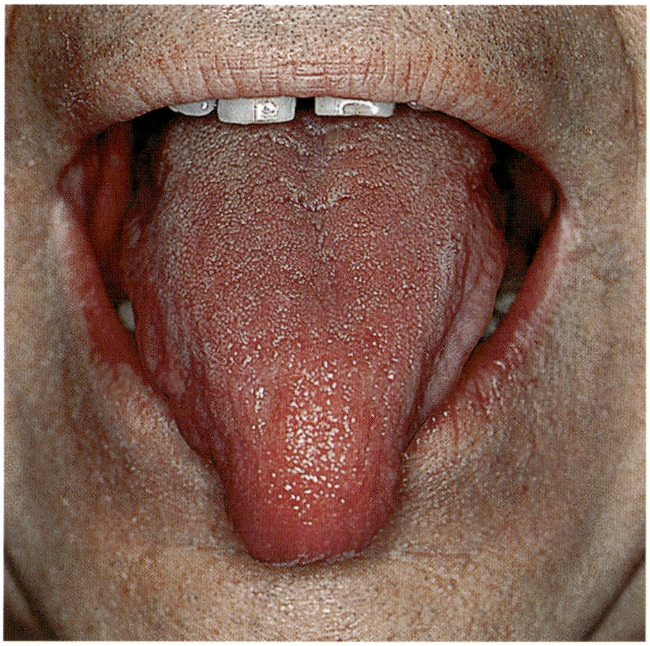

▸ **Abb. 3.60** Mann, 55 Jahre: Hypertonie.

Zunge. Rot, wenig feucht.

Zungenkörper. Angespannt, trocken und sehr rot.

Zungenbelag. Fehlend.

Zungenränder. Rot, verdickt und seitlich wie eine Luftmatratze aufgeblasen, wulstig aufgeworfen.

Zungenspitze. Sehr rot.

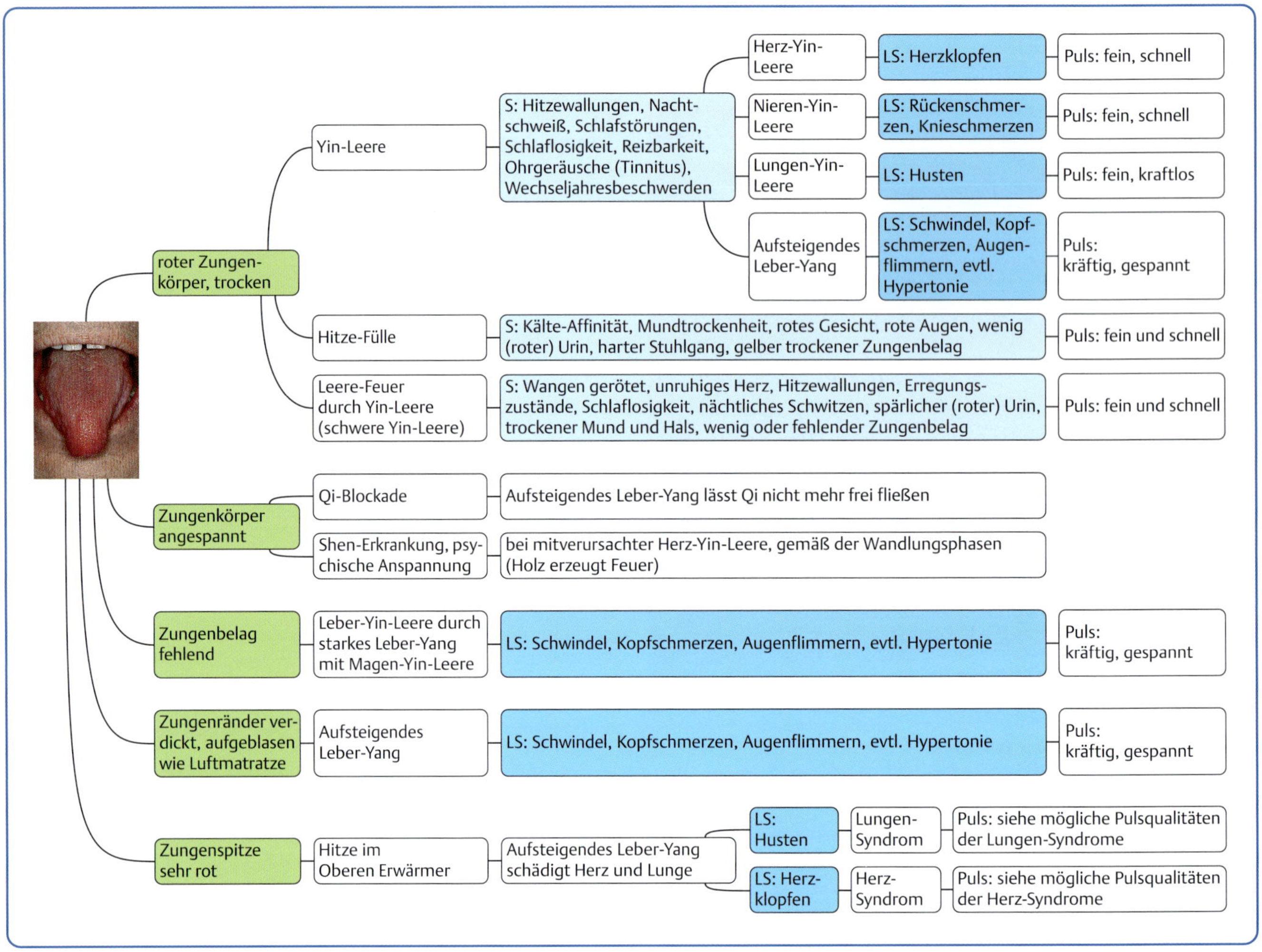

► **Abb. 3.61** Heftiges Aufsteigen des Leber-Yang.

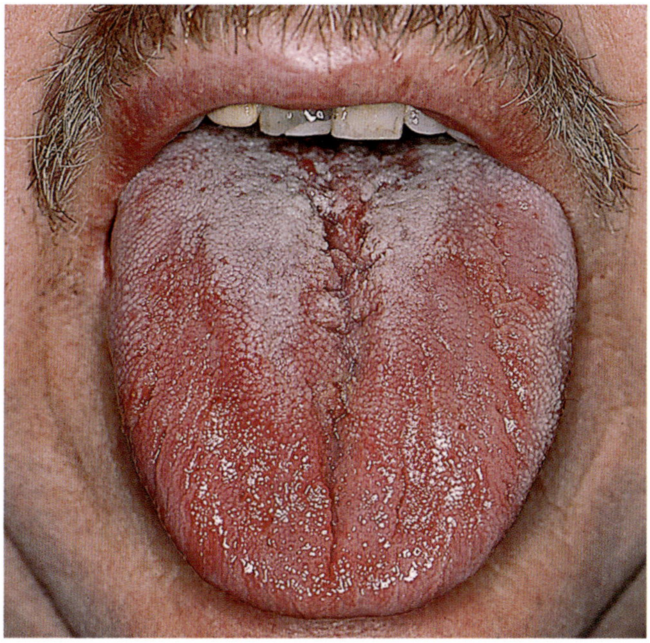

▶ **Abb. 3.62** Mann, 53 Jahre: Augenflimmern, Hinterhaupt-Kopfschmerzen, Schwindel und Reizbarkeit.

Zunge. Rot, wenig feucht.

Zungenkörper. Rot, mit Rissen, tiefe Mittelfurche.

Zungenbelag. Dick, weiß-gelblich.

Zungenränder. Gelegentlich seitlich rot und wulstig aufgeworfen.

Zungenspitze. Rot.

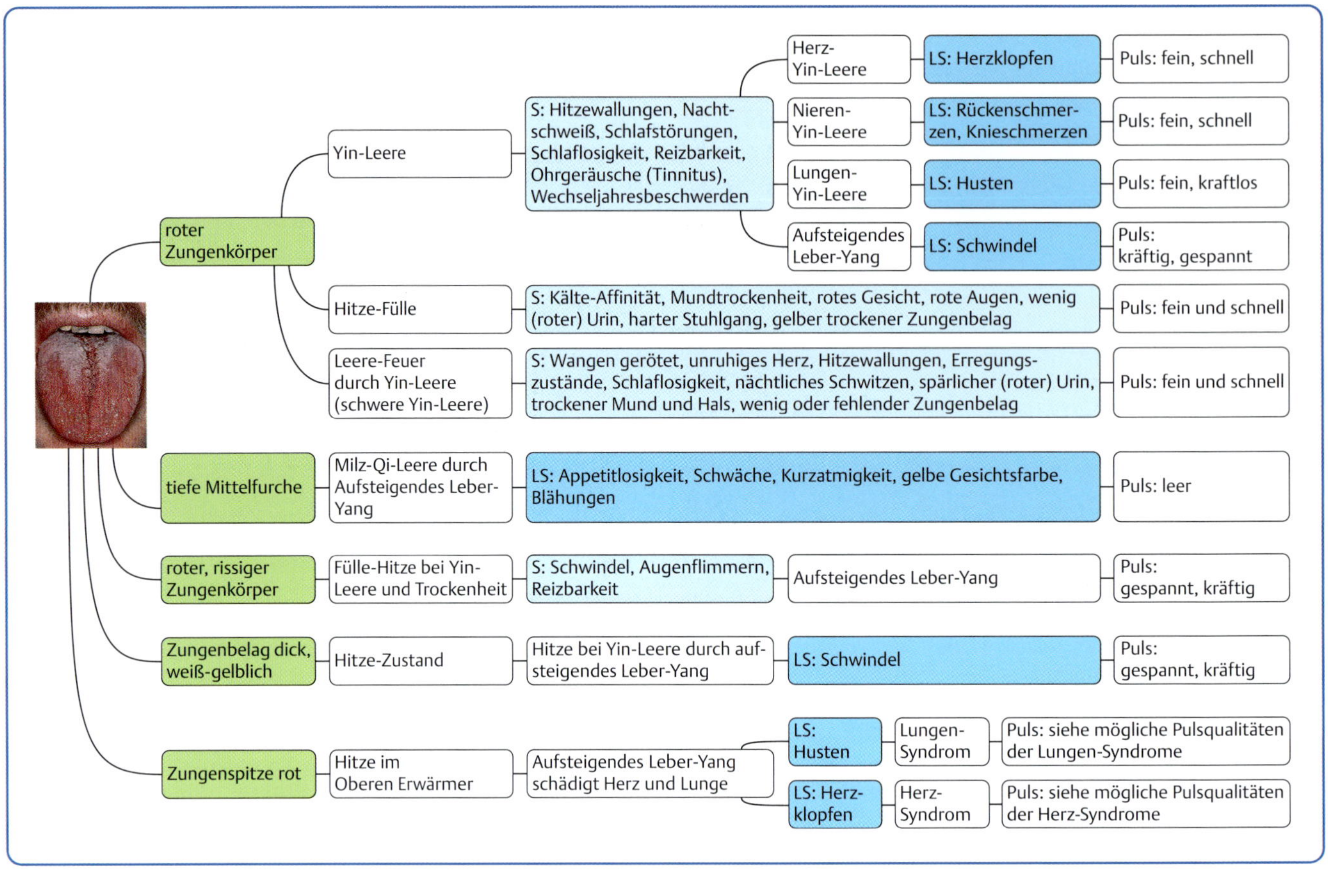

► **Abb. 3.63** Heftiges Aufsteigen des Leber-Yang.

Allgemeines

Ursachen. Yin-Leere von Leber und Niere, Yin-Leere mit übermäßigem Yang.

Pathologie. Yin-Leere kann das Yang nicht begrenzen, deshalb steigt das Leber-Yang stark nach oben.

Allgemeine Symptome. Schwindel, gespannter Puls, Kopfschmerzen mit Augenflimmern oder Taubheit, psychische Erregung, Reizbarkeit bis hin zur Neigung zu Wutanfällen.

Spezielle Symptome. Spannung im Kopf und in den Augen, brennende und trockene Augen, Schlaflosigkeit, Gedächtnisschwäche, Taubheit und Zittern in Armen und Beinen.

Zunge. Rot, wenig feucht (Zungenkörper: rot).

Puls. Gespannt und kräftig. Besondere Aufmerksamkeit auf den Leber-Puls (2. Pulstaststelle Guan 關) an der **linken** Hand legen.

Therapie

Yin (von Leber und Niere) ernähren, Leber-Yang verbergen.

Akupunktur. Le 2 (*Xing Jian*; Zwischenstrecke) im Wechsel mit Le 3 (Tai *Chong*; Großer Passweg), Mi 6 (*San Yin Yao*; Kreuzung der 3 Yin-Meridiane), Gb 20 (*Feng Chi*; Teich des Windes), Di 4 (*He Gu*; Treffpunkt im Tal), Ni 3 (*Tai Xi*; Großes Strombett), Bl 18 (*Gan Shu*; Zustimmungspunkt der Leber).

Chinesische Arzneimittel. Shi Jue Ming (Haliotis diversicolor; Concha; 11b), Gou Teng (Uncaria rhynchophylla; Ramuli; 11a), Bai Shao (Paeonia lactiflora; Radix; 11b), Long Gu (Stegodon orientalis; Fossilia ossum; 11b), Mu Li (Ostrea gigas; Concha; 11b), Mai Men Dong (Ophiopogon japonicus; Radix; 19d).

Arzneimittel-Rezeptur. „Liu Wei Di Huang Tang Jia Wei" (Nebenrezeptur der 6-Geschmäcker-Rehmannia-Suppe):
- Sheng Di Huang (Rehmannia glutinosa; Radix; 2b)
- Fu Ling (Poria cocos; Mycelium; 13a)
- Shan Yao (Dioscorea batatas; Rhizoma; 19a)
- Mu Dan Pi (Paeonia suffruticosa; Cortex radicis; 2b)
- Ze Xie (Alisma plantago; Rhizoma; 13a)
- Shan Zhu Yu (Cornus officinalis; Fructus; 20)
- Niu Xi (Achyranthes bidentata; Radix; 16)
- Shi Jue Ming (Haliotis diversicolor; Concha; 11b)
- Zhen Zu Mu (Haliotis gigantea; Concha; 11b)
- Long Gu (Stegodon orientalis; Fossilia ossum; 11b)
- Mu Li (Ostrea gigas; Concha; 11b)

Chinesische Diätetik.
- empfohlen:
  - Feldsalat, Endiviensalat, Löwenzahnsalat, Sellerieknolle, Chicoreé, Chinakohl, Spargel
  - Birnenkompott
  - Austern
  - yinisierende Kochmethoden [7]
- meiden:
  - Alkohol
  - fette, zu scharfe und zu salzige Speisen

Selleriecremesuppe mit saurer Sahne

Yinisierend

für 3–4 Personen | 45 min
1 Sellerieknolle
2 Kartoffeln
1 Zwiebel
750 ml Gemüsebrühe
4 EL saure Sahne
1 Bund Petersilie

- Die Sellerieknolle, die geschälten Kartoffeln und die Zwiebel in kleine Würfel schneiden und in etwas Öl andünsten.
- Die Gemüsebrühe hinzugeben und ca. 25 min kochen lassen, danach die Suppe mit der sauren Sahne mit dem Stabmixer pürieren.
- Frische Petersilie zur Garnierung verwenden.

3.6.3 Leber-Feuer flammt aufwärts (Gan-Huo Shang-Yan 肝 火 上 炎)

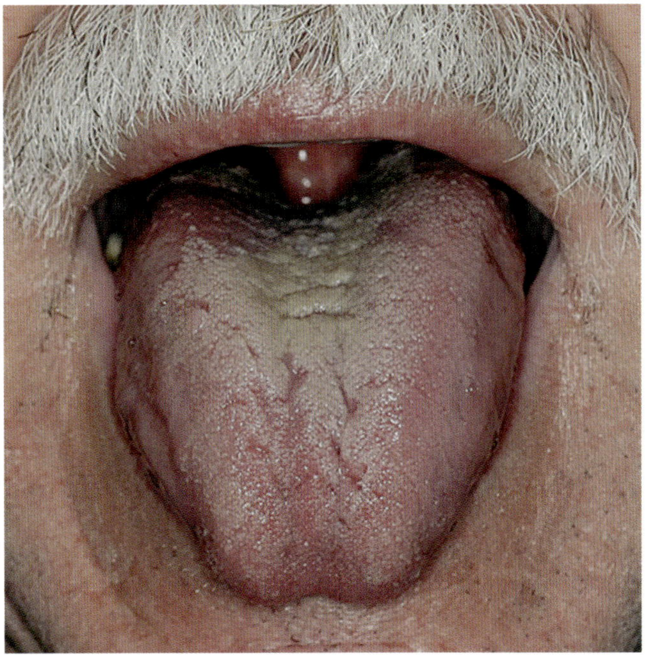

► **Abb. 3.64** Mann, 67 Jahre: Schwindel.

Zunge. Rot.

Zungenkörper. Rot.

Zungenbelag. Gelblich, dick.

Zungenränder. Aufgeworfen, Luftbläschen am linken und rechten Zungenrand, hinterer rechter Zungenrand landkartenartig ausgespart („Landkartenzunge“).

Zungenspitze. Eingezogen (= Herz-Thematik).

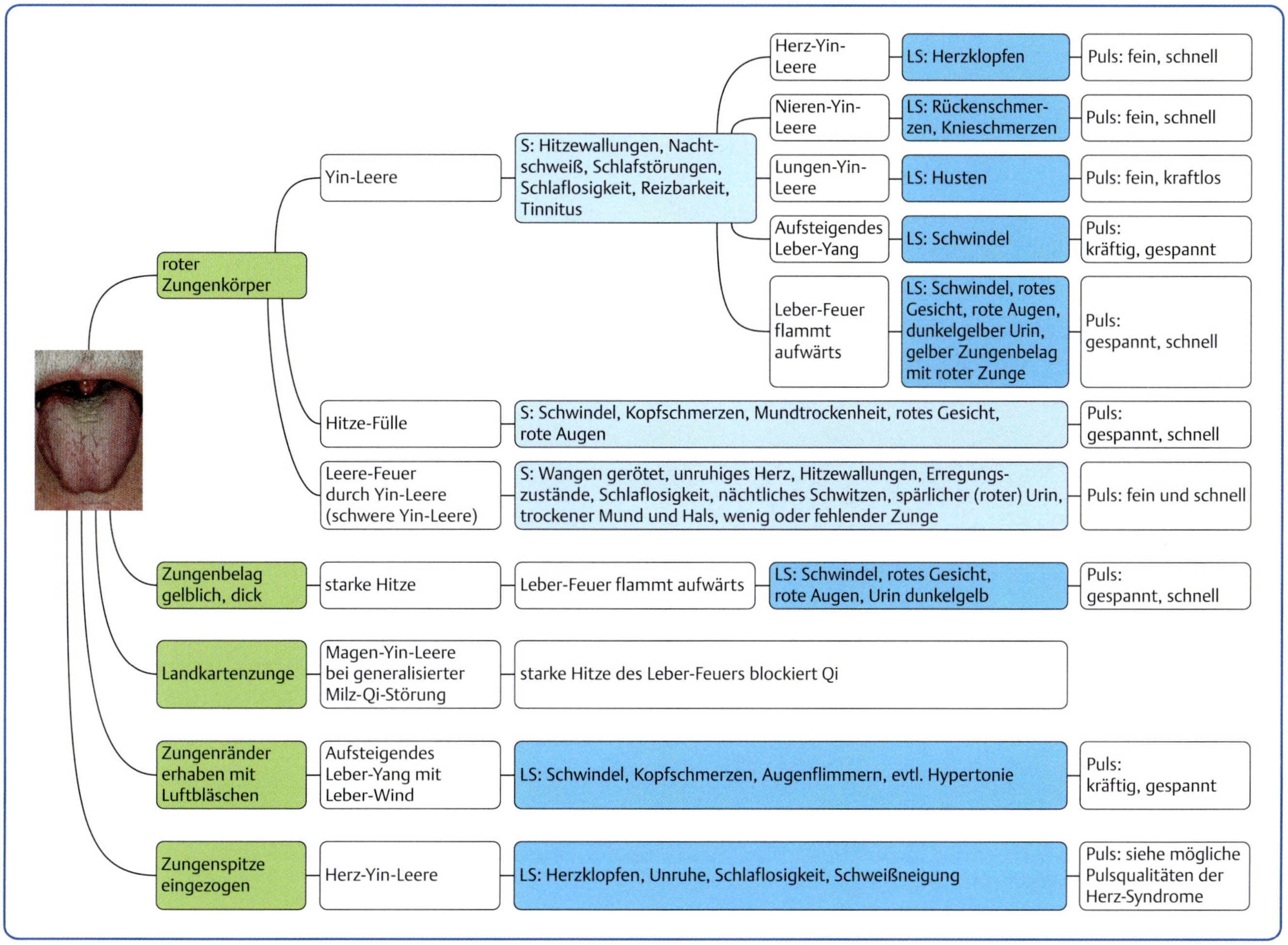

▸ **Abb. 3.65** Leber-Feuer flammt aufwärts.

Allgemeines

Ursachen. Blockierung des Qi entwickelt das Feuer, Yin-Leere.

Pathologie. Leber-Feuer flammt aufwärts, treibt dabei das Qi in Gegenrichtung hoch oder setzt das Yin-Blut in Bewegung.

Allgemeine Symptome. Schwindel, gespannter Puls, Kopfschmerzen mit Augenflimmern oder Taubheit, psychische Erregung, Reizbarkeit bis hin zur Neigung zu Wutanfällen.

Spezielle Symptome. Rote Gesichtsfarbe, rote Augen, bitterer Mundgeschmack, gelber Urin, bei schwer Erkrankten blutiger Schleim, Bluterbrechen, Nasenbluten.

Zunge. Rote Zunge mit gelbem Belag (Zungenkörper: rot).

Puls. Gespannt, schnell. Besondere Aufmerksamkeit auf den Leber-Puls (2. Pulstaststelle Guan 關) an der **linken** Hand legen.

Therapie

Hitze kühlen und damit Sedieren des Leber-Feuers.

Akupunktur. Le 2 (*Xing Jian*; Zwischenstrecke), Ma 36 (*Zu San Li*; 3 Längen zum Fuß), Mi 6 (*San Yin Jiao;* Kreuzung der 3 Yin-Meridiane), Di 4 (He Gu; Treffpunkt im Tal), Gb 20 (*Feng Chi*; Teich des Windes) LG 22 (*Xin Hui*; Vereinigung am Schädel).

Chinesische Arzneimittel. Ju Hua (Chrysanthemum morifolium; Flos; 1b), Sang Ye (Morus alba; Foliae; 1b), Long Dan Cao (Gentiana scabra; Radix; 2c), Mu Dan Pi (Paeonia suffruticosa; Cortex; 2b), Bai Shao (Paeonia lactiflora; Radix; 11b), Huang Lian (Coptis chinensis; Radix; 2c), Zhi Zi (Gardenia jasminoides; Fructus; 2a).

Arzneimittel-Rezeptur. „Dang Gui Long Hui Wan" (Angelica-Gentiana-Aloe-Pille):
- Dang Gui (Angelica sinensis; Radix; 19c)
- Da Huang (Rheum palmatum; Radix et Rhizoma; 7a)
- Huang Lian (Coptis chinensis; Rizoma; 2c)
- Huang Qin (Scutellaria baicalensis; Radix; 2c)
- Huang Bo (Phellodendron amurense; Cortex; 2c)
- Long Dan Cao (Gentiana scabra; Radix; 2c)
- Lu Hui (Aloe vera; Foliae; 7a)
- Mu Xiang (Saussurea lappa; Radix; 6)
- She Xiang (Moschus moschiferus; 9)
- Zhi Zi (Gardenia jasminoides; Fructus; 2a)
- Qing Dai (Isatis tinctoria; Foliae; 2d)
- Sheng Jiang (Zingiber officinalis; Rhizoma; 1a)
- Da Zao (Ziziphus jujuba; Fructus; 19a)

Chinesische Diätetik.
- empfohlen:
  - Reis
  - Löwenzahnsalat, Endiviensalat, Artischocke, Sellerie, Gurke
  - Magerquark, Kefir
  - thermisch kühlende und erfrischende Lebensmittel
- meiden:
  - thermisch heiße Lebensmittel
  - scharfe Gewürze
  - zu fette Speisen
  - zu viel Fleisch

Löwenzahnsalat mit Chrysanthemen-Blüten

Kühlend und erfrischend

für 1–2 Personen | 15 min
150 g Löwenzahnblätter
Chrysanthemenblüten aus eigenem Anbau oder vom Bio-Markt
dunkler Balsamico-Essig
Olivenöl
1 zerdrückte Knoblauchzehe
1 TL Senf
Salz, Pfeffer
- Löwenzahnblätter waschen und trockenschleudern, Chrysanthemenblüten beiseite legen.
- Aus den restlichen Zutaten ein Dressing herstellen, mit Salz und Pfeffer abschmecken und über den Salat gießen.

3.6.4 Nässe-Hitze von Leber und Gallenblase (Gan-Dan Shi-Re 肝胆濕熱)

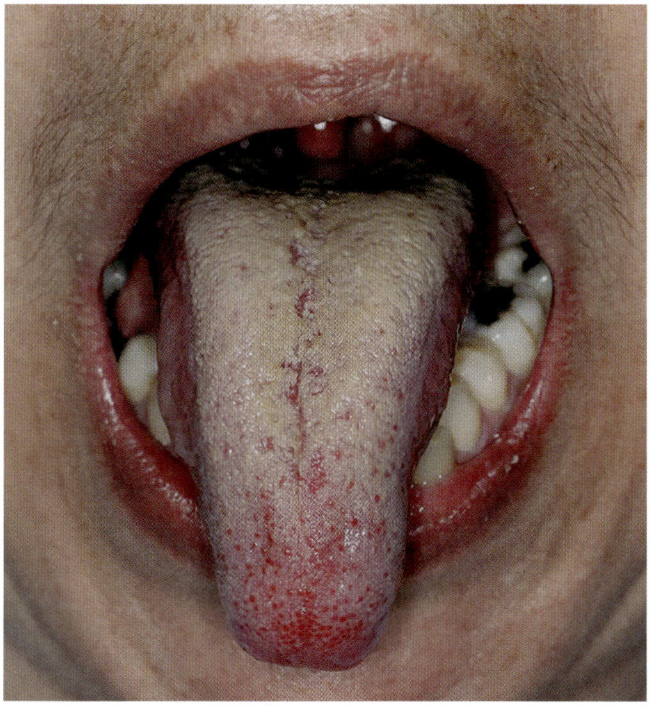

▶ **Abb. 3.66** Frau, 51 Jahre: Gallenkoliken, Schwindelattacken.

Zunge. Gelblich.

Zungenkörper. Angespannt.

Zungenbelag. Dicker, gelber, klebriger Schleim.

Zungenspitze. Gerötet, Zungenpapillen deutlich hervortretend.

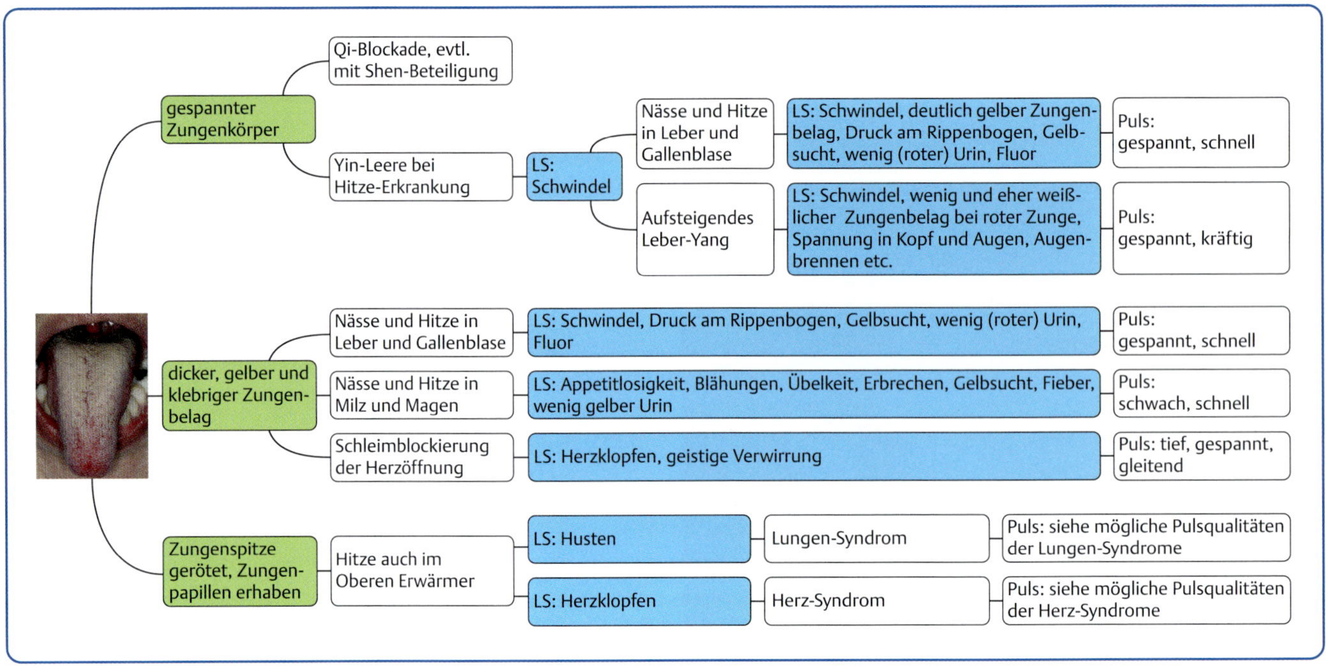

▸ **Abb. 3.67** Nässe-Hitze von Leber und Gallenblase.

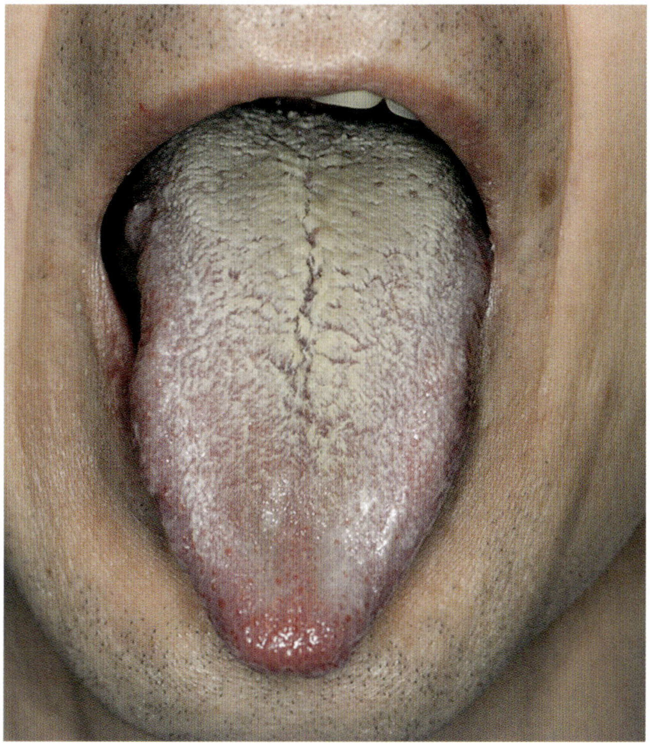

▸ **Abb. 3.68** Mann, 56 Jahre: Zustand nach Virushepatitis C, Schwindel, Erschöpfungssyndrom.

Zunge. Gelblich.

Zungenkörper. Normal, rechte Seite etwas „tailliert".

Zungenbelag. Dick, pelzig, gelblich-weiß, klebrig.

Zungenspitze. Deutlich gerötet.

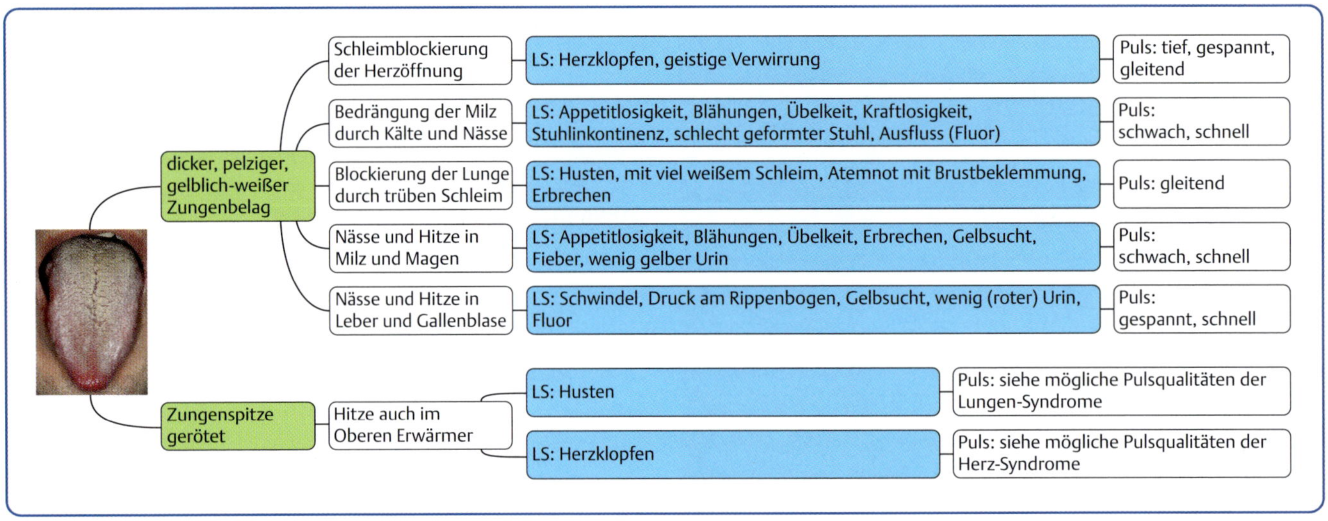

► **Abb. 3.69** Nässe-Hitze von Leber und Gallenblase.

Allgemeines

Ursache.
- störende, d. h. schlecht verdauliche sowie fettreiche Nahrung
- schlechte Regulierung und Ausscheidung von Leber und Galle

Pathologie. Nässe und Hitze im Inneren gestaut. Dadurch wird die Regulierung und Ausscheidung der Leber beeinträchtigt, weshalb Gallenflüssigkeit austritt.

Allgemeine Symptome. Schwindel, gespannter Puls, Reizbarkeit.

Spezielle Symptome. Schmerzen und Druckgefühl am Rippenbogen und im Thorax, Gelbsucht, wenig roter Urin. Bei Frauen: übel riechender gelber Ausfluss, Pruritus vulvae; bei Männern: schmerzende, gerötete und geschwollenen Hoden.

Zunge. Dicker, gelber und klebriger Belag (Zungenkörper: normal bis dunkelrot).

Puls. Gespannt und schnell. Besondere Aufmerksamkeit auf den Leber-Puls (2. Pulstaststelle Guan 關) an der **linken** Hand legen.

Therapie

Kühlen und Ausschwemmen der Nässe und Hitze in Leber und Gallenblase.

Akupunktur. Le 14 (*Qi Men*; Zyklus-Tür), Le 2 (*Xing Jian*; Zwischenstrecke), Le 3 (*Tai Chong*; Großer Passweg), Di 11 (*Qu Chi*; Gebogenes Wasserbecken), Mi 9 (*Yin Ling Quan*; Quelle des Yin-Hügels), Gb 24 (*Ri Yue*; Sonne – Mond), Bl 19 (*Dan Shu*; Zustimmungspunkt der Gallenblase), Bl 18 (*Gan Shu*; Zustimmungspunkt der Leber), Bl 23 (*Shen Shu*; Zustimmungspunkt der Niere).

Chinesische Arzneimittel. Zhi Zi (Gardenia jasminoides; Fructus; 2a), Yin Chen (Artemisia capillaris; Herba; 13b), Xia Ku Cao (Prunella vulgaris; Spica et Herba; 2a), Fu Ling (Poria cocos; Mycelium; 13a), Huang Lian (Coptis chinensis; Radix; 2c), Huang Qin (Scutellaria baicalensis; Radix; 2c), Ze Xie (Alisma plantago; Rhizoma; 13a).

Arzneimittel-Rezeptur. „Long Dan Xie Gan Tang“ (Gentiana-Alisma-Glycyrrhiza-Suppe):
- Long Dan Cao (Gentiana scabra; Radix; 2c)
- Huang Qin (Scutellaria baicalensis; Radix; 2c)
- Zhi Zi (Gardenia jasminoides; Fructus; 2a)
- Ze Xie (Alisma plantago; Rhizoma; 13a)
- Mu Tong (Akebia trifoliata; Caulis; 13a)
- Che Qian Zi (Plantago asiatica; Semen; 13a)
- Dang Gui (Angelica sinensis; Radix; 19c)
- Chai Hu (Bupleurum chinense; Radix; 1b)
- Gan Cao (Glycyrrhiza uralensis; Radix et Rhizoma; 19a)
- Sheng Di Huang (Rehmannia glutinosa; Radix; 2b)

Chinesische Diätetik.
- empfohlen:
  - Artischocken, Chinakohl, Löwenzahnblätter
  - Honigmelone, Himbeeren
  - 500 g Süßkartoffeln mit 60 g braunem Zucker in ca. 500 ml Wasser gar kochen, Dekokt trinken, Kartoffeln essen
  - Buchweizenbrei aus geröstetem Buchweizen
- meiden:
  - thermisch heiße Lebensmittel
  - zu fette Lebensmittel
  - Alkohol
  - Süßigkeiten

Warmer Chinakohlsalat mit Shrimps, Himbeeren und Honigmelone

Ausschwemmend und kühlend

für 2–3 Personen | 30 min
1 kleiner Chinakohl
100 g (gekochte) Shrimps
100 g Himbeeren
¼ Stück Honigmelone
heller Balsamico- und Himbeer-Essig
Olivenöl
Salz, weißer Pfeffer

- Den Chinakohl waschen und in Streifen schneiden. In einem großen Topf mit etwas gesalzenem Wasser ca. 3 min und nicht zu weich blanchieren.
- Anschließend unter kaltem Wasser im Sieb abschrecken.
- Das Dressing (Essig, Öl, Salz) in einer großen Salatschüssel zusammenrühren, den Chinakohl, die gekochten, abgekühlten Shrimps, die gewaschenen Himbeeren und die Melonenstückchen hinzufügen und gut umrühren.
- Zum Schluss mit Salz abschmecken.

3.6.5 Kälte-Blockierung der Leber-Gefäße (Han-Zhi Gan-Mai 寒滞肝脉)

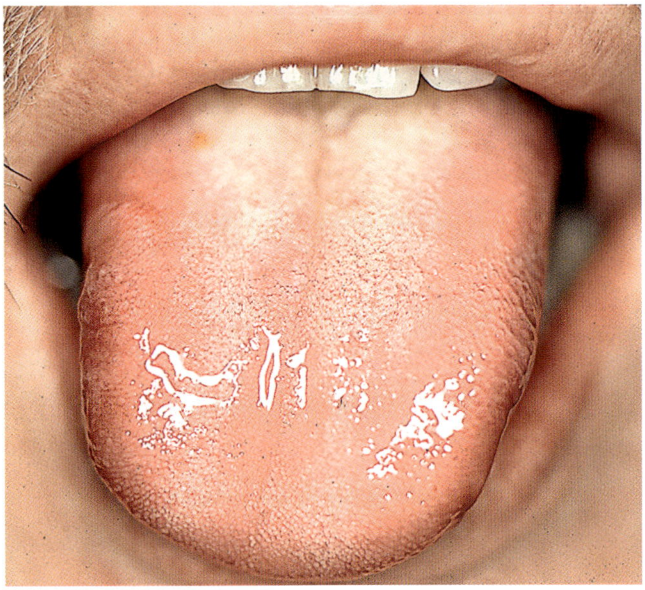

► **Abb. 3.70** Mann, 48 Jahre: Vertigo (Schwindel), chronische Schmerzen im Hoden, Kälteempfindlichkeit.

Zunge. Weißlich.

Zungenkörper. Klein, hell (Qi-Mangel, Kälte-Zustand).

Zungenbelag. Sehr feucht, weiß.

Zungenränder. Normal.

Zungenspitze. Normal.

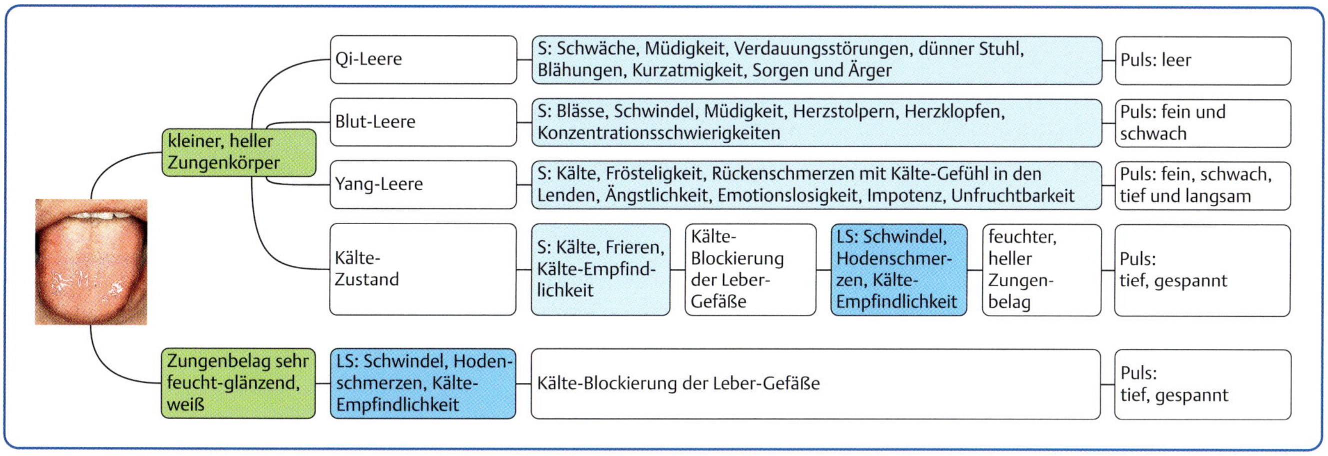

▶ **Abb. 3.71** Kälte-Blockierung der Leber-Gefäße.

Allgemeines

Ursache. Kälte-Störung greift Leber-Meridian an.

Pathologie. Kälte-Blockierung und Qi-Stauung, Meridiangefäße nicht durchgängig.

Allgemeine Symptome. Schwindel, gespannter Puls, Reizbarkeit.

Spezielle Symptome. Schmerzen und Blähungen im Abdomen; bei Männern: zum Hoden ziehende Schmerzen, große, geschwollene, nach unten ziehende Hoden, kalter Hoden.

Zunge. Feuchter, weißer Belag (Zungenkörper: normale bis helle Farbe).

Puls. Tief und gespannt. Besondere Aufmerksamkeit auf den Leber-Puls (2. Pulstaststelle Guan 關) an der **linken** Hand legen.

Therapie

Leber wärmen, das Qi bewegen, die Kälte zerstreuen.

Akupunktur. Bl 18 (*Gan Shu*; Zustimmungspunkt der Leber und Moxibustion), Le 2 (*Xing Jian*; Zwischenstrecke) im Wechsel mit Leber 3 (*Tai Chong*; Großer Passweg), Le 14 (*Qi Men*; Zyklus-Tür), KG 6 = Ren Mai 6 (*Qi Hai*; Meer des Qi und Moxibustion), Ma 36 (*Zu San Li*; 3 Wegemaße des Fußes).

Chinesische Arzneimittel. Xiao Hui Xiang (Foeniculum vulgare; Fructus; 10), Fu Zi (Aconitum carmicaeli; Radix, pulv.; 10), Gui Zhi (Cinnamomum cassia; Ramuli; 1a), Da Zao (Ziziphus jujuba; Fructus; 19a), Dang Gui (Angelica sinensis; Radix; 19c), Sheng Jiang (Zingiber officinale; Rhizoma viridis; 1a).

Arzneimittel-Rezeptur. „Nuan Gan Jian“ (Leber wärmende Rezeptur):

- Dang Gui (Angelica sinensis; Radix; 19c)
- Gou Qi Zi (Lycium barbarum; Fructus; 19c)
- Xiao Hui Xiang (Foeniculum vulgare; Fructus; 10)
- Rou Gui (Cinnamomum cassia; Cortex; 10)
- Wu Yao (Lindera strychnifolia; Radix; 6)
- Chen Xiang (Aquilaria agallocha; Lignum; 6)
- Fu Ling (Poria cocos; Mycelium; 13a)
- Sheng Jiang (Zingiber officinalis; Rhizoma; 1a)

Chinesische Diätetik.

- empfohlen:
  - thermisch warme Lebensmittel
  - Fenchel, Petersilienwurzel
  - Lachs, Miesmuschel
  - Huhn, Leber
  - Zimt
  - Jogi-Tee, Ingwertee
- meiden: thermisch kalte Lebensmittel

Hühnerleber mit Ingwer

Wärmend

für 2–3 Personen | 50 min

500 g Bio-Hühnerleber
1 EL Butterschmalz oder etwas Olivenöl
1 Zwiebel
10 g frischen Ingwer (gewürfelt)
½ kleiner Apfel
200 ml Gemüsebrühe
Apfelsaft
¼ Becher Sahne
Curry
Chili-Pulver
Salz, Pfeffer
Tomatenmark
½ Knoblauchzehe

- Hühnerleber in kleine Streifen schneiden, Butterschmalz oder Öl in Pfanne erhitzen und Leberstückchen vorsichtig bei milder Hitze anbraten.
- Gewürfelte Zwiebel, Ingwer- und Apfelstücke hinzufügen und unter Rühren 5 min anbraten.
- Mit 200 ml Gemüsebrühe aufgießen, mit etwas Apfelsaft abschmecken, Sahne, Tomatenmark und Gewürze hinzugeben.
- 10 min bei geringer Hitze köcheln lassen.
- Dazu Reis oder Kartoffelpüree servieren.

3.6.6 Leber-Wind bewegt sich im Inneren (Gan-Feng Nei-Dong 肝 風 內 動)

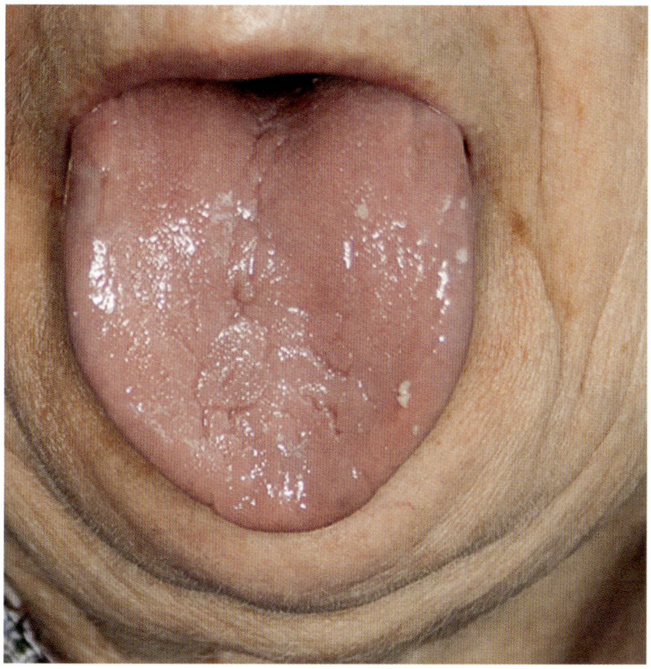

▸ **Abb. 3.72** Frau, 81 Jahre: Schlafstörungen und Schwindel (altersbedingte Yin-Leere).

Zunge. Rot und ggf. zitternd (Leber-Yang entwickelt Wind; äußere Hitze erzeugt Wind).

Zungenkörper. Rot, feucht und zitternd, d. h. die Zunge kommt nicht zur Ruhe (= Wind).

Zungenbelag. Fehlend.

Zungenspitze. Normal.

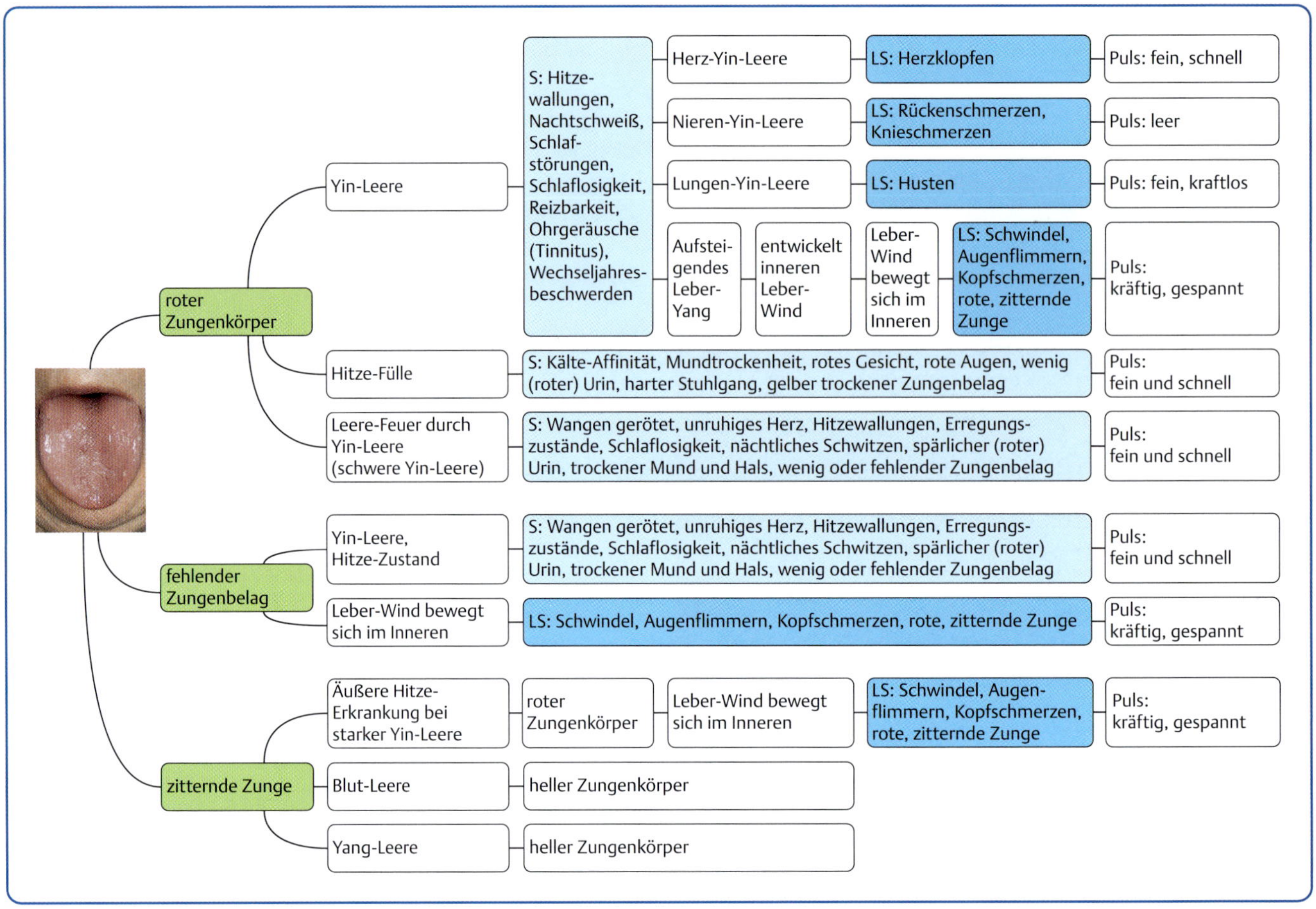

▶ **Abb. 3.73** Leber-Wind bewegt sich im Inneren.

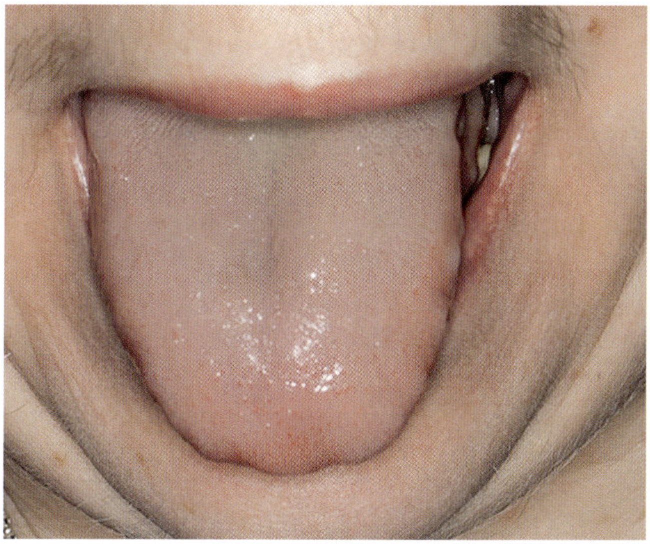

▸ **Abb. 3.74** Frau, 52 Jahre: Migräne, Ohrekzem, klimakterische Menorrhagien.

Zunge. Hell und zitternd (Herz-Blut-Leere erzeugt Leber-Wind).

Zungenkörper. Starkes Zittern (= Leber-Wind).

Zungenbelag. Wenig, leicht weiß.

Zungenränder. Zahneindrücke seitlich bis zur Zungenspitze hin.

Zungenspitze. Ebenfalls mit Zahneindrücken, leicht gerötete Papillen.

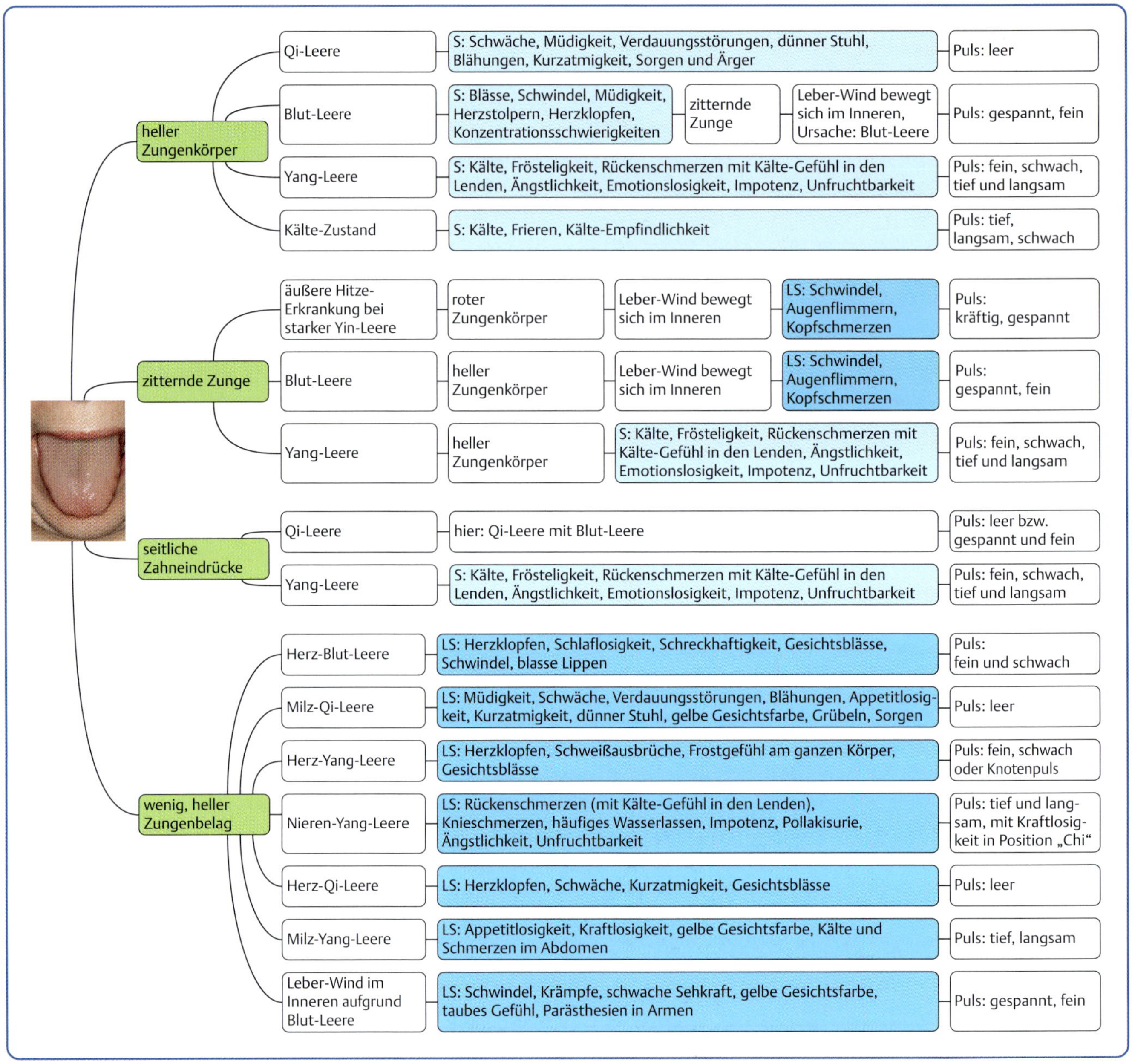

▶ **Abb. 3.75** Leber-Wind bewegt sich im Inneren.

Allgemeines

Mögliche Ursache.

1. Leber-Yang entwickelt Wind
2. äußerste Hitze erzeugt Wind (z. B. Sommerhitze)
3. Blut-Leere erzeugt Wind

Pathologie.

1. Yin-Leere mit Yang-Fülle, Leber-Wind bewegt sich im Inneren.
2. Wind und Feuer schüren sich wechselseitig, Sehnen und Gefäße werden nicht ernährt.
3. Blut ernährt die Leber nicht, die Sehnen und Gefäße werden deshalb nicht ernährt.

Allgemeine Symptome. Schwindel, gespannter Puls, Reizbarkeit, Muskelkrämpfe, Zucken und Zittern, Parästhesien, Augenflimmern.

Spezielle Symptome.

1. Neben den gemeinsamen Symptomen: plötzliche Ohnmacht, steife Zunge, Sprachstörungen, Stimmverlust, Halbseitenlähmung.
2. Hohes Fieber, Bewusstlosigkeit, steifer Nacken, Opisthotonus.
3. Schwache Sehkraft, gelbe Gesichtsfarbe, taubes Gefühl, Parästhesien in den Armen; Hauterkrankungen, z. B. Ekzem.

Zunge.

1. Rot und ggf. zitternd, manchmal auch Luftbläschen auf der Zunge (Zungenkörper: rot oder hell).
2. Rot und ggf. zitternd, manchmal auch Luftbläschen auf der Zunge (Zungenkörper: rot oder hell).
3. Hell mit wenig Belag, ggf. zitternd, manchmal auch Luftbläschen auf der Zunge (Zungenkörper: rot oder hell).

Puls.

1. gespannt
2. gespannt und schnell
3. gespannt und fein

Besondere Aufmerksamkeit auf den Leber-Puls (2. Pulstaststelle Guan 關) an der **linken** Hand legen.

Therapie

1. **Leber-Yang beruhigen, Leber-Wind stillen,** ▶ **Abb. 3.72**
2. **Hitze kühlen, Leber-Wind stillen**
3. **Blut stärken, Leber-Wind stillen,** ▶ **Abb. 3.74**

Akupunktur. Le 3 (*Tai Chong*; Großer Passweg), Gb 20 (*Feng Chi*; Teich des Windes), Mi 6 (*San Yin Yao*; Kreuzung der 3 Yin-Meridiane), Bl 18 (*Gan Shu*; Zustimmungspunkt der Leber), Mi 10 (*Xue Hai*; Meer des Blutes), Di 11 (Qu Qi; Gebogenes Wasserbecken).

Chinesische Arzneimittel. Gou Teng (Uncaria rhynchophylla; Ramuli;11a), Chan Tui (Periostracum Cicadae; 11a), Jiang Can (Bombyx mori; 11a), Bai Shao (Paeonia lactiflora; Radix; 11b).

Arzneimittel-Rezepturen. Zu 1. „Tian Ma Gou Teng Yin" (Gastrodia-Uncaria-Dekokt [= Abkochung]; zu ▶ **Abb. 3.72**; Yang der Leber entwickelt Wind; Gan-Yang Hua Feng):

- Tian Ma (Gastrodia elata; Rhizoma; 11a)
- Gou Teng (Uncaria rhynchophylla; Ramuli; 11a)
- Shi Jue Ming (Haliotis diversicolor; Concha; 11b)
- Zhi Zi (Gardenia jasminoides; Fructus; 2a)
- Huang Qin (Scutellaria baicalensis; Radix; 2c)
- Du Zhong (Eucommia ulmoides; Cortex; 19b)
- Yi Mu Cao (Leonorus heterophyllus; Herba; 16)
- Sang Ji Sheng (Loranthus parasiticus; Ramuli et Caulis; 14)
- Ye Jiao Teng (Polygonum multiflorum; Caulis; 12)
- Fu Ling (Poria cocos; Mycelium; 13a)
- Chuan Niu Xi (Cathula capitata; Radix; 16)

Zu 3. „Si Wu Tang" (Vier-Bestandteile-Suppe; zu ▶ **Abb. 3.74**; Blut-Leere erzeugt Wind; Xue-Xu Sheng-Feng):

- Shu Di (Rehmannia glutinosa; Radix; 19c)
- Bai Shao (Paeonia lactiflora; Radix; 11b)
- Dang Gui (Angelica sinensis; Radix; 19c)
- Chuang Xiong (Ligusticum wallichii; Rhizoma; 16)

Chinesische Diätetik.

- empfohlen:
  - Hühnerleber
  - Möhren, Fenchelknolle, Stangensellerie, Sellerieknolle
- meiden:
  - Alkohol, besonders hochprozentigen Alkohol
  - scharfe Gerichte
  - fette Speisen, Bratengerichte

Selleriecremesuppe

Leberberuhigend

für 2 Personen | 60 min
Olivenöl
1 große Sellerieknolle
1 kleine Zwiebel
1 kleine Karotte
1–2 Kartoffeln
750 ml Gemüsebrühe
½ Becher saure Sahne
Salz, Muskatnuss, weißer Pfeffer

- Gemüse schälen, klein schneiden und in etwas Olivenöl anbraten bzw. andünsten.
- Mit Gemüsebrühe aufgießen und 40 min köcheln lassen.
- Mit Pürierstab unter Zugabe von saurer Sahne mixen und mit Pfeffer, Muskatnuss und Salz abschmecken.

4 Beispiele aus der Praxis

4.1 Patientenfall 1: Knieschmerzen

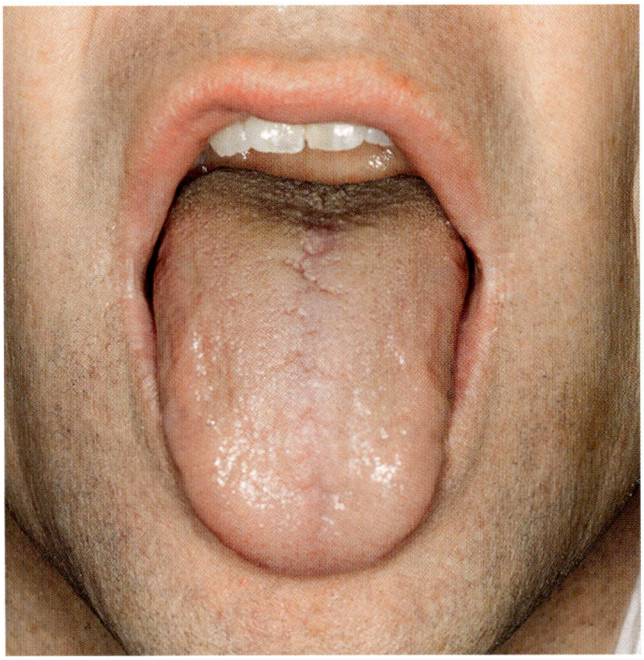

▶ **Abb. 4.1** Mann, 52 Jahre: Knieschmerzen.

Zungenkörper. Hell, etwas geschwollen, feine Risse in der Mitte.

Zungenbelag. Sehr dünn.

Zungenränder. Leicht gerötet und etwas wulstig.

Zungenspitze. Ohne Befund.

Pulsqualität. 2. Pulstaststelle Guan 關 fein und schnell, 3. Pulstaststelle Chi 尺 (Nieren-Puls) beidseitig schwach.

4.1.1 Syndrom-Diagnose

Allgemeines

Ursachen.
- Milz-Qi-Leere
- Nieren-Yin-Leere

Bemerkung. Die Milz-Qi-Leere überdeckt hier die Nieren-Yin-Leere im Zungenbild. Es liegt dennoch eine deutliche Nieren-Yin-Leere vor, auch wenn die Zunge nicht sehr rot ist, was sich durch den Pulsbefund und die Symptomlage des Patienten bestätigt.

Therapie

Nieren-Yin stärken, Milz-Qi stärken. Leber-Qi-Blockade lösen und das Qi leiten.

Westliche Diagnose. Knieschmerzen, diagnostizierter Knorpelschaden beider Kniegelenke, Hitze-Intoleranz.

Akupunktur. Ma 35 (*Du Bi*; Kuhnase/Knieauge), ZP 145 (*Xi Yan*; Knieauge), Ma 36 (*Zu San Li*; 3 Wegemaße des Fußes), Bl 40 (*Wei Zhong*; Verlassen der Mitte), Mi 6 (*San Yin Yao*; Kreuzung der 3 Yin-Meridiane), Gb 34 (*Yang Lin Quan*; Quelle des Yang-Hügels), Bl 23 (*Shen Shu*; Zustimmungspunkt der Niere), Bl 25 (*Da Chang Shu*; Zustimmungspunkt des Dickdarms), Ni 3 (*Tai Xi*; Großes Strombett), Ni 7 (*Fu Ling*; Fortgesetzter Fluss).

Bemerkung. Aufgrund der starken Yin-Leere hat der Patient die Akupunktur nur an der Vorderseite des Körpers (= Yin-Seite) vertragen. Der Rücken entspricht insgesamt dem Yang und eine Akupunktur am Rücken wurde als zu unangenehm empfunden. Daher wurde bei den Folgebehandlungen auf Bl 40, Bl 23 und Bl 25 verzichtet.

Chinesische Arzneimittel. Bai Zhu (Atractylodes macrocephala; Rhizoma; 19a), Sheng Di Huang (Rehmannia glutinosa; Ra-

▶ **Tab. 4.1** Differenzialdiagnostische Betrachtung der Zungenstruktur.

Zungenstruktur	Differenzialdiagnose
heller Zungenkörper feine Risse in der Mitte des gesamten Zungenkörpers Zunge etwas geschwollen	Milz-Qi-Leere
sehr dünner Zungenbelag etwas dicker werdend zur Zungenwurzel hin	Milz-Qi-Leere Nieren-Yin-Leere
blasse Gesichtsfarbe	hier: Nieren-Yin-Leere
Hitze-Intoleranz	allgemein: Yin-Leere
Nierenpuls beidseits schwach	Nieren-Yin-Leere
Knieschmerzen	Nieren-Yin-Leere (siehe Nieren-Leitsymptome, Kap. Nieren-Syndrome)
Knorpelschaden des Kniegelenks	Yin-Leere
Systematisierung nach den Leitkriterien (Ba Gang)	Leere-Zustand, in der Tiefe liegende Erkrankung

dix; 2b), Fu Ling (Poria cocos; Mycelium; 13a), Ze Xie (Alisma plantago; Rhizoma; 13a), Yi Yi Ren (Coix lacrimajobi; Semen; 13), Ren Shen (Panax ginseng; Radix; 19a), Bai Shao (Paeonia lactiflora; Radix; 11b).

4.2 Patientenfall 2: Ischialgie und Hypertonie

Zungenkörper. Etwas angespannt, sehr feine Querrisse in der Mitte. Zungenkörper von unten: dicke, geschlängelte und blau gestaute Unterzungenvenen.

Zungenbelag. Fein, weiß.

Zungenränder. Leicht gerötet.

Zungenspitze. Rot mit länglicher Warze an der abgeflachten Spitze.

Pulsqualität. Insgesamt gespannt.

4.2.1 Syndrom-Diagnose

Allgemeines

Ursachen.

1. Herz-Blut-Stauung
2. Herz-Qi-Leere, Milz-Qi-Leere
3. Blockierung des Leber-Qi

Therapie

Blut-Stauung auflösen, das Qi von Milz und Herz stärken und das Qi leiten, Leber-Qi-Blockade lösen.

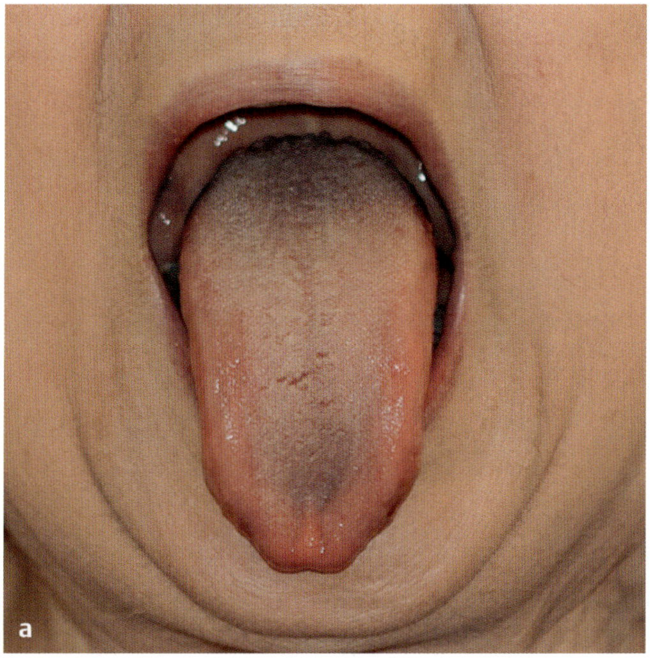

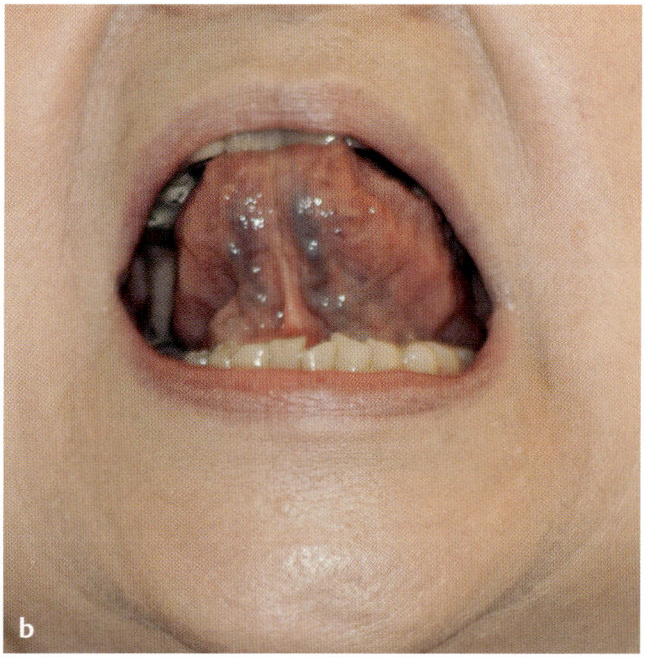

▸ **Abb. 4.2** Frau, 62 Jahre: Ischialgie und Hypertonie.
a Ansicht von oben.
b Ansicht von unten.

▸ **Tab. 4.2** Differenzialdiagnostische Betrachtung der Zungenstruktur.

Zungenstruktur	Differenzialdiagnose
Zungenkörper angespannt sehr feine Risse in der Mitte des Zungenkörpers	Blockierung des Leber-Qi Milz-Qi-Leere
feiner, weißer Zungenbelag	Milz-Qi-Leere
Zungenränder leicht gerötet	Nebenbefund: Leber-Qi-Blockade
rote Zungenspitze mit länglicher Warze an der abgeflachten Zungenspitze	Herz-Qi-Leere
dicke, geschlängelte und blau gestaute Unterzungenvenen	Herz-Blut-Stauung
Puls gespannt bis drahtig	Blockierung des Leber-Qi
Herzklopfen	Herz-Qi-Leere/Herz-Blut-Stauung
Systematisierung nach den Leitkriterien (Ba Gang)	Leere-Zustand, in der Tiefe liegende Erkrankung

Westliche Diagnose. Hüftgelenksschmerzen, Ischialgie, Hypertonie, Herzklopfen.

Akupunktur. KG 6 = Ren Mai 6 (*Qi Hai*; Meer des Qi), Ma 36 (*Zu San Li*; 3 Längen [= 3 Cun] zum Fuß), Le 3 (*Tai Chong*; Großer Passweg), Le 14 (*Qi Men*; Zyklus-Tür), Di 4 (*He Gu*; Treffpunkt im Tal), Di 11 (*Qu Qi*; Gebogenes Wasserbecken), Bl 18 (*Gan Shu*; Zustimmungspunkt der Leber), Gb 30 (*Huan Tiao*; Springender Ring), Gb 41 (*Yang Lin Quan*; Quelle des Yang-Hügels), Mi 10 (*Xue Hai*; Meer des Blutes).

Chinesische Arzneimittel. Hong Hua (Carthamus tinctorius; Flos; 16), Yu Yin (Curcuma longa; Tuber; 16), Jiang Huang (Curcuma longa; Rhizoma; 16), Tao Ren (Prunus persica; Semen; 16), Dang Gui (Angelica sinensis; Radix; 19c), Fu Ling (Poria cocos; Mycelium; 13a), Qing Pi (Citrus reticulata; Pericarpium viride; 6), Bai Zhu (Atractylodes macrocephala; Rhizoma; 19a), Dang Shen (Codonopsis pilulosa; Radix; 19a).

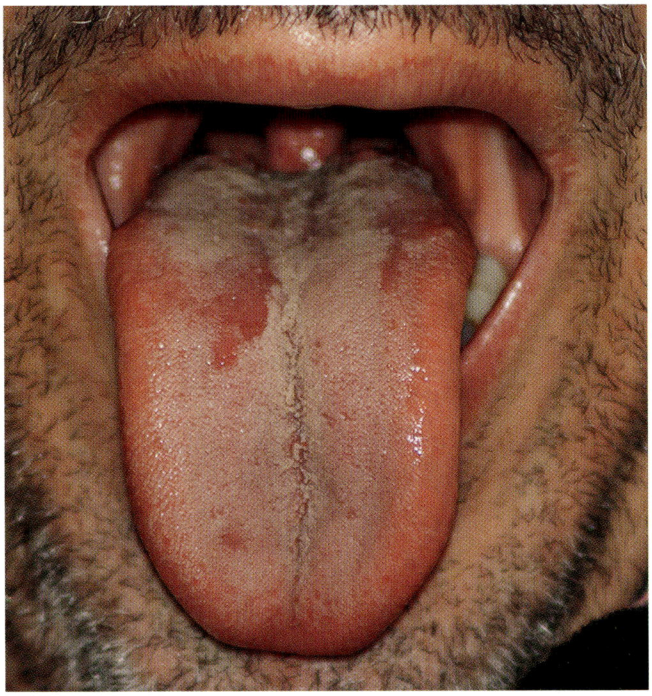

▶ **Abb. 4.3** Mann, 43 Jahre: depressive Verstimmung.

4.3 Patientenfall 3: Depressive Verstimmung

Zungenkörper. Langer, durchgehender Riss im Zungenkörper (Unterer bis Oberer Erwärmer); etwas stärker gerötet.

Zungenbelag. Weiß, dick, mit ausgesparten Arealen (= „Landkartenzunge").

Zungenränder. Rot, geschwollen, links stärker als rechts.

Zungenspitze. Gerötet.

Pulsqualität. 1. Pulstaststelle (Cun 寸) beidseits und 2. Pulstaststelle links (Guan 關) gespannt und beschleunigt.

4.3.1 Syndrom-Diagnose

Allgemeines

Ursachen.

1. Leber-Qi-Blockade
2. Wind und Hitze schädigen die Lunge
3. Schleimblockierung der Herzöffnung
4. generalisierte Milz-Schwäche (Leere-Zustand)

Therapie

Leber-Qi-Blockade lösen, Wind vertreiben, Hitze kühlen, Schleim auflösen, Milz-Qi stärken.

Westliche Diagnose. Depressive Verstimmung; Schlafstörung; chronisch: Tierhaarallergie, Asthma.

Akupunktur. Lu 5 (*Chi Ze*; Ellen-Tümpel), Lu 7 (*Lie Que*; Anordnung in einer Vertiefung), Di 4 (*He Gu*; Treffpunkt im Tal), Bl 13 (*Fei Shu*; Zustimmungspunkt zur Lunge), Bl 18 (*Gan Shu*; Zustimmungspunkt der Leber), Bl 20 (*Pi Shu*; Zustimmungspunkt der Milz), Mi 6 (*San Yin Jiao;* Kreuzung der 3 Yin-Meridiane), Ma 36 (*Zu San Li*; 3 Längen zum Fuß), Ma 40 (*Feng Long*; Reiche Fülle).

▶ **Tab. 4.3** Differenzialdiagnostische Betrachtung der Zungenstruktur.

Zungenstruktur	Differenzialdiagnose
1. Pulstaststelle beidseits gespannt und beschleunigt 2. Pulstaststelle links gespannt und beschleunigt	Wind und Hitze schädigen die Lunge Leber-Qi-Blockade
langer Riss auf dem Zungenkörper	Milz-Qi-Leere und Herz-Lungen-Thematik
weißer, dicker Zungenbelag	Schleimblockierung der Herzöffnung (= Depression)
ausgesparter Zungenbelag („Landkartenzunge")	Qi von Milz, Pankreas und Magen im Leere-Zustand
rote, geschwollene Zungenränder, links stärker als rechts	Milz-Qi-Leere, Leber-Qi-Blockade
Zungenspitze gerötet	Hitze in Herz und Lunge
Systematisierung nach den Leitkriterien (Ba Gang) „rote Gesichtsfarbe"	Leere-Zustand, dadurch Übermaß an Fülle in der Tiefe liegende Erkrankung

Chinesische Arzneimittel. Huang Qi (Astragalus; Radix; 19a), Bai Shao (Paeonia lactiflora; Radix; 11b), Shi Zhi Mu (Anemarrhema asphodeloides; Rhizoma; 2a), Huang Qin (Scutellaria baicalensis; Radix; 2c), Gua Lou (Trichosanthes krilowii; Fructus et Semen; 3b), Ban Xia (Pinellia ternata; Rhizoma; 3a), Bai Zhu (Atractylodes macrocephala; Rhizoma; 19a), Ma Huang (Ephedra; Herba; 1a), Fu Ling (Poria cocos; Mycelium; 13a).

4.4 Patientenfall 4: Erschöpfung

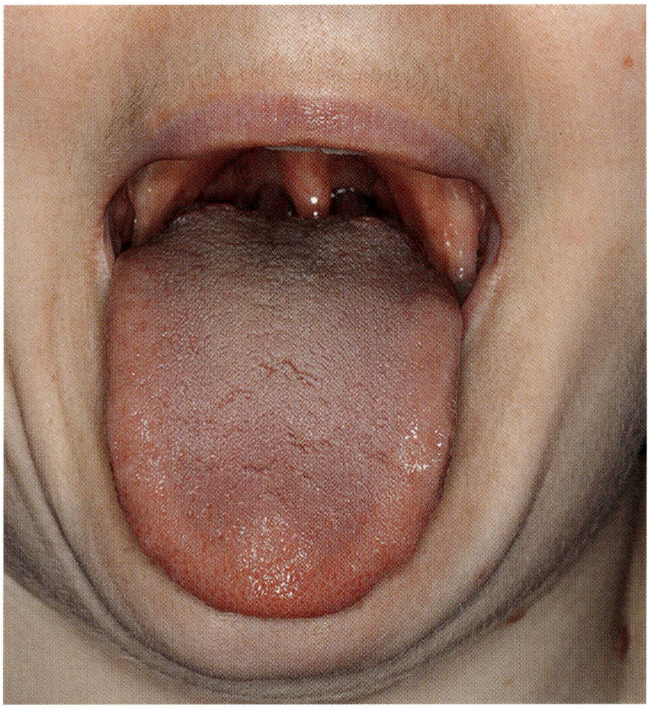

▸ **Abb. 4.4** Frau, 36 Jahre: Erschöpfung.

Zungenkörper. Normale Farbe, zarte Risse im mittleren Drittel der Zunge.

Zungenbelag. Fein, hell, wird zur Zungenwurzel hin dicker.

Zungenränder. Etwas geschwollen.

Zungenspitze. Deutlich gerötet.

Pulsqualität. 3. Pulstaststelle Chi 尺 ist beidseitig schwach und schnell, ansonsten unauffällig.

4.4.1 Syndrom-Diagnose

Allgemeines

Ursachen.

1. Aufflammen des Herz-Feuers
2. Nieren-Yin-Leere
3. Milz-Qi-Leere

Therapie

Kühlen des Herz-Feuers, Stärken des Nieren-Yin.

Bemerkung. Das Herz-Feuer greift hier das Yin an und es hat sich eine Nieren-Yin-Leere entwickelt.

Westliche Diagnose. Erschöpfung, Migräne, Menstruationsstörungen und Dysmenorrhö, (Ein-)Schlafstörungen mit Herzklopfen, Traurigkeit, Bänder-Schwäche, Epicondylitis rechts.

Akupunktur. Di 11 (*Qu Chi*; Gebogenes Wasserbecken), Le 2 (*Xing Jian*; Zwischenstrecke), Mi 6 (*San Yin Yao*; Kreuzung der 3 Yin-Meridiane), Ma 36 (*Zu San Li*; 3 Wegemaße des Fußes), KG 6 (*Qi Hai*; Meer des Qi), KG 4 (*Guan Yuan*; Schranke des Yuan-Qi), He 7 (*Shen Men*; Tor des Shen).

Chinesische Arzneimittel. Huang Lian (Coptis chinensis; Radix; 2c), Huang Qin (Scutellaria baicalensis; Radix; 2c), Mai Men Dong (Ophiopogon japonicus; Radix; 19d), Zhi Zi (Gardenia jasminoides; Fructus; 2a), Bai Shao (Paeonia lactiflora; Radix; 11b), Qing Pi (Citrus reticulata; Pericarpium viride; 6), Dang Gui (Angelica sinensis; Radix; 19c), Sheng Di Huang (Rehmannia glutinosa; Radix; 2b).

▸ **Tab. 4.4** Differenzialdiagnostische Betrachtung der Zungenstruktur.

Zungenstruktur	Differenzialdiagnose
feine Risse im mittleren Drittel des Zunge	Milz-Qi-Leere
heller Zungenbelag an der Zungenwurzel	Nieren-Yin-Leere
Zungenspitze gerötet	Aufflammen des Herz-Feuers, Hitze
Herzklopfen beim Einschlafen, Einschlafstörungen	Aufflammen des Herz-Feuers
blasses Gesicht	Nieren-Yin-Leere
3. Pulstaststelle: Puls schwach und schnell	Nieren-Yin-Leere
Systematisierung nach den Leitkriterien (Ba Gang)	Leere-Syndrom

4.5 Patientenfall 5: Einschlafstörungen

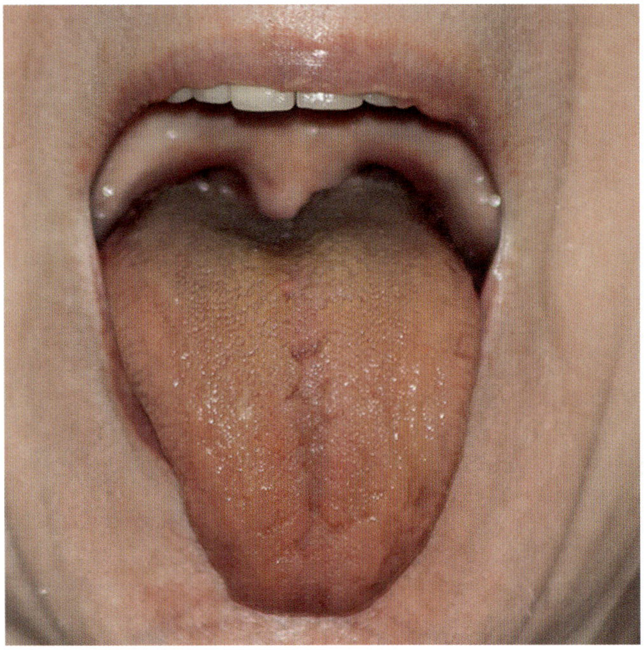

▶ **Abb. 4.5** Frau, 80 Jahre: Einschlafstörungen.

Zunge. Rot mit gelbem Belag, etwas schief.

Zungenkörper. Rot, langer breiterer Riss in der Zungenmitte.

Zungenbelag. Gelb, dünn.

Zungenränder. Etwas rissig, rötlich.

Zungenspitze. Abgeflacht.

Pulsqualität. 2. Pulstaststelle (Guan 關) links: gespannt, insgesamt eher fein und schnell.

4.5.1 Syndrom-Diagnose

Allgemeines

Ursachen.

1. Leber-Feuer flammt aufwärts
2. Milz-Qi-Leere
3. allgemeine Yin-Leere

Therapie

Leber-Feuer beseitigen, Hitze kühlen, Milz-Qi stärken, Yin stärken.

Westliche Diagnose. Rezidivierendes Nasenbluten, Schwindel, Erregung mit Schlaflosigkeit, Hitzeintoleranz, Verdauungsstörungen.

Akupunktur. LG 22 (*Xin Hui*; Vereinigung am Schädel), LG 23 (*Shang Xing*; Oberer Stern), Le 3 (*Tai Chong*; Großer Passweg), Ma 36 (*Zu San Li*; 3 Längen zum Fuß), Mi 6 (*San Yin Jiao;* Kreuzung der 3 Yin-Meridiane, Mi 10 (*Xue Hai*; Meer des Blutes), Di 4 (*He Gu*; Treffpunkt im Tal), Ni 3 (*Tai Xi*; Großes Strombett), Bl 23 (*Shen Shu*; Zustimmungspunkt der Niere) und Bl 25 (*Da Chang Shu*; Zustimmungspunkt des Dickdarms) sowie Bl 15 (*Xing Shu*; Zustimmungspunkt des Herzens).

Chinesische Arzneimittel. Bai Zhu (Atractylodes macrocephala; Rhizoma; 19a), Mai Men Dong (Ophiopogon japonica; Radix; 19d), Ju Hua (Chrysanthemum morifolium; Flos; 1b), Sang Ye (Morus alba; Foliae; 1b), Long Dan Cao (Gentiana scabra; Radix; 2c), Mu Dan Pi (Paeonia suffruticosa; Cortex; 2b), Bai Shao (Paeonia lactiflora; Radix; 11b), Dang Gui (Angelica sinensis; Radix; 19c).

▶ **Tab. 4.5** Differenzialdiagnostische Betrachtung der Zungenstruktur.

Zungenstruktur	Differenzialdiagnose
rote Zunge	Hitze und Yin-Leere
gelber Zungenbelag	Leber-Feuer flammt aufwärts
rissige, rötliche Zungenränder	Leber-Feuer
langer breiter Riss in der Zungenmitte	Milz-Qi-Leere
rissige Zunge	„alte Zunge“
etwas schiefe Zunge	Apoplex-Gefahr!
Systematisierung nach den Leitkriterien (Ba Gang)	Leere-Syndrom („falsches Yang“ aufgrund einer Yin-Leere), tiefe Erkrankung

5 Übersicht über die Arzneimittel-Nummerierung

Insgesamt gibt es in der chinesischen Materia medica 21 Gruppen mit unterschiedlichen Eigenschaften, die gezielt in die Arzneimittel-Rezeptur mit eingehen und das zuvor ermittelte Syndrom des Patienten behandeln können. Folgende Wirkungsweisen sind dabei aufgeführt:

▶ **Tab. 5.1** Übersicht der Arzneimittel-Nummerierungen in der Materia medica.

Gruppe	Eigenschaften	Nummer
1	Auflockerung der Oberfläche	1
	a. Wärmen und Oberfläche auflockern	1a
	b. Kühlen und Oberfläche auflockern	1b
2	Hitze kühlen	2
	a. Hitze kühlen und Feuer ableiten	2a
	b. Hitze kühlen und Blut erfrischen	2b
	c. Hitze kühlen und Nässe trocknen	2c
	d. Hitze kühlen und Gift ausscheiden	2d
	e. Hitze kühlen und Augen aufhellen	2e
	f. Leere-Hitze vertreiben	2f
3	Schleim lösen	3
	a. Schleim lösen, Husten stillen, Atem beruhigen	3a
	b. Hitze kühlen und Schleim lösen	3b
	c. Husten stillen und Atemnot beruhigen	3c
4	aromatische Mittel zur Beseitigung der Nässe	4
5	verdauungsfördernde Mittel	5
6	Mittel zur Leitung und Beruhigung des Qi	6
7	Abführmittel	7
	a. Abführmittel (stark)	7a
	b. Abführmittel (mild)	7b
	c. Abführmittel (radikal)	7c
8	Mittel gegen Darmparasiten	8
9	Mittel zur Öffnung des Herzens und zur Reanimation	9
10	Wärmen der inneren Organe	10
11	Leber beruhigen und den Leber-Wind auslöschen	11
	a. Leber-Wind beruhigen, Krämpfe stillen	11a
	b. Leber beruhigen und Yang verbergen	11b
12	Nerven und Psyche beruhigen	12
13	Wasser ausscheiden	13
	a. Wasser und Nässe ausscheiden	13a
	b. Ausscheiden von Nässe und gegen Gelbsucht	13b
14	Rheumamittel (gegen Wind und Nässe)	14
15	blutstillende Mittel	15
16	Mittel zur Blutbelebung und Auflösung von Blut-Stauungen	16
17	Mittel zur Krebsbehandlung	17
18	schmerzstillende Mittel	18

► **Tab. 5.1** Fortsetzung.

Gruppe	Eigenschaften	Nummer
19	Stärkungsmittel	19
	a. Qi stärken	19a
	b. Yang stärken	19b
	c. Blut stärken	19c
	d. Yin stärken	19d
20	adstringierende Mittel	20
21	äußerlich anzuwendende Mittel	21

6 Literatur

[1] Englert S. Checkliste Chinesische Diätetik. Stuttgart: Haug; 2011

[2] Hecker H-U, Steveling A, Peuker ET. Praxis Lehrbuch Akupunktur. Stuttgart: Hippokrates; 2009

[3] Hempen CH, Fischer T. Leitfaden Chinesische Phytotherapie. München: Urban & Fischer; 2001

[4] Hübotter F. Die Chinesische Medizin zu Beginn des XX. Jahrhunderts und ihr historischer Entwicklungsgang. Leipzig: Verlag der Asia Major; 1929

[5] Lüllmann H, Mohr K, Ziegler L. Taschenatlas der Pharmakologie, 6. Aufl. Stuttgart: Thieme; 2008: 80–81

[6] Meng A. TCM in Prävention und Therapie. Wien: Wilhelm-Maudrich; 2011

[7] Schnorrenberger B. Abnehmen einmal anders. Die 5-Elemente-Diät. München: Müller & Steinicke; 2004

[8] Schnorrenberger B. Chinesische Heilkräuter und ihre Anwendung. Der Heilpraktiker 2010(10)

[9] Schnorrenberger CC, Schnorrenberger B. Taschenatlas der Zungendiagnostik, 2. Aufl. Stuttgart: Hippokrates; 2007

[10] Schnorrenberger CC. Die topographisch-anatomischen Grundlagen der chinesischen Akupunktur und Ohrakupunktur, 6. Aufl. Stuttgart: Hippokrates; 1994

[11] Schnorrenberger CC. Die Zungendiagnose im Zentrum der Chinesischen Medizin. Ein wissenschaftlicher Dokumentarfilm. Freiburg: Gricmed Publications; 1990

[12] Schnorrenberger CC. Lehrbuch der chinesischen Medizin für westliche Ärzte, 3. Aufl. Stuttgart: Hippokrates; 1985

[13] Stiefvater E. Die Organuhr, 13. Aufl. Stuttgart: Haug; 2006

[14] Vakil P. Tongue that does not lie. How to Use Tongue Symptoms in Homeopathy. Kandern: Narayana-Publishers; 2013

7 Abbildungsnachweis

Abb. 2.3: Foto der Pulstaststellen nach: Hübotter F. Die Chinesische Medizin zu Beginn des XX. Jahrhunderts und ihr historischer Entwicklungsgang. Leipzig: Verlag der Asia Major; 1929

Abb. 3.4, 3.16a und 3.16b, 3.18, 3.54, 3.64, 3.66: Fotograf: Prof. h. c. Dr. med Claus Schnorrenberger (privat)

Abb. 3.60, 3.62, 3.70: aus: Schnorrenberger CC, Schnorrenberger B. Taschenatlas der Zungendiagnostik, 2. Aufl. Stuttgart: Hippokrates; 2007

Zeichnungen: Helmut Holtermann, Dannenberg

Alle anderen Abbildungen stammen von der Autorin.

Sachverzeichnis